Docteur L. LANCRY

LA LUTTE CONTRE LA TUBERCULOSE

CE QU'ELLE DEVRAIT ÊTRE

**Est-il nécessaire, pour traiter
efficacement les Tuberculeux,
de construire, à grands frais,
des établissements dits
« Sanatoria » ?**

PROJET D'UN « SANATORIUM DE FORTUNE »

Pour les Poitrinaires nécessiteux

de l'Arrondissement de Soissons

*Dédié aux Membres
du Comité soissonnais.*

Docteur L. LANCRY

LA LUTTE CONTRE LA TUBERCULOSE

CE QU'ELLE DEVRAIT ÊTRE

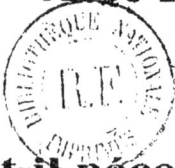

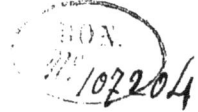

Est-il nécessaire, pour traiter efficacement les Tuberculeux, de construire, à grands frais, des établissements dits « Sanatoria » ?

PROJET D'UN « SANATORIUM DE FORTUNE »

Pour les Poitrinaires nécessiteux

de l'Arrondissement de Soissons

*Dédié aux Membres
du Comité soissonnais.*

AVANT-PROPOS

~~~~~~

Il y a environ deux mois, je reçus, comme tous mes confrères de l'arrondissement et beaucoup d'autres personnalités, une invitation à venir entendre, à Soissons, une conférence du Dr Artaud, de St-Quentin, sur un *Projet de Sanatorium pour les poitrinaires nécessiteux du département de l'Aisne.*

Certes, le sujet avait de quoi intéresser, non seulement tout médecin, mais encore toute personne soucieuse des problèmes d'hygiène et d'assistance sociales.

A mon grand regret, je ne pus me rendre à cette conférence ; mais je recevais quelques jours après, par la poste, une brochure qui en était la reproduction, et qui m'intéressa vivement.

Inutile de dire que l'auditoire d'élite auquel s'était adressé le Dr Artaud avait fait à sa personne... *non moins qu'à son projet*, l'accueil le plus empressé, le plus chaleureux.

Séance tenante, on décidait la création d'un *Comité soissonnais* destiné à soutenir celui-ci et à en assurer le succès.

C'était peut-être aller un peu vite. Il me semble que, tout en acceptant le principe, l'idée même d'où dérivait le projet du Dr Artaud, à savoir, la nécessité de faire *quelque chose* pour les tuberculeux nécessiteux, et de les soigner *ailleurs qu'à l'hôpital*, il eût été sage et même d'une logique élémentaire de soumettre d'abord ce projet à un examen sérieux, et de voir s'il constituait le meilleur moyen, ou même un moyen pratique de réaliser cette idée.

En un mot le concours à apporter au Dr Artaud aurait dû, logiquement, être subordonné à l'examen critique de son projet.

Or, ce n'est point ainsi qu'on a procédé.

Le *Comité soissonnais* a tenu deux séances. Dans aucune d'elles, le projet de mon confrère St-Quentinois n'a été l'objet d'une discussion quelconque, d'un examen même superficiel.

On eût dit vraiment qu'il ne comportait ni la moindre critique, ni la moindre difficulté d'exécution ; que la question même du traitement des tuberculeux indigents ne comportait pas d'autre solution.

Et cependant, comme on pourra le voir, il est loin d'en être ainsi.

J'aurais pu, évidemment, présenter à ce sujet et en pleine séance, quelque observation. Mais, dans le chassé-croisé des interruptions, cette observation risquait fort de tomber à plat.

J'ai préféré — qu'on excuse ma hardiesse — m'adresser directement, et par une autre voie, au *Comité soissonnais*, et lui soumettre, en dehors de toute délégation officielle, *motu proprio*, un véritable *rapport* sur cette question du sanatorium.

Le procédé, pour n'être pas absolument régulier et conforme aux usages parlementaires, n'en sera peut-être que plus goûté des esprits indépendants qui, j'aime à le croire, ne constituent pas la minorité du Comité.

Le rapport ou travail qu'on va lire est donc l'expression aussi spontanée, aussi franche, aussi sincère que possible, d'une conviction *personnelle* sans doute, mais que je sais d'ores et déjà partagée par plusieurs de ses membres.

J'ai cru tout d'abord qu'il tiendrait en quelques pages. Mais je me suis vite aperçu qu'il était impossible de traiter la question des sanatoria sans aborder au préalable, et avec toute la netteté possible, le problème plus général de la *Lutte sociale contre la tuberculose*.

J'ai cherché à établir que ce problème est, chez nous, *mal posé* ou *mal compris ;* que, s'efforcer de combattre la tuberculose en édifiant des sanatoria populaires, sans se préoccuper, *surtout et avant tout*, de la combattre dans ses causes *génératrices*, dont la principale est l'alcoolisme, c'est faire fausse route, et tomber dans une véritable erreur de jugement.

A propos du *projet de sanatorium du Dr Artaud*, j'ai cherché à montrer que le sanatorium luxueux qu'il nous propose, ce que j'ai appelé, sans le moindre jeu de mots, le *palais sanatorial*, n'est pas le moyen pratique, réalisable, de traiter les tuberculeux indigents qui, dans notre pays comme ailleurs, forment d'innombrables légions ; qu'il faut lui préférer le sanatorium modeste, dit « *sanatorium de fortune* », dont j'ai à mon tour, esquissé le projet.

Je n'ai pas craint, pour faire cette démonstration, et au risque d'allonger considérablement ma brochure, de citer *in extenso* deux communications faites par des professeurs distingués à l'Académie de médecine.

J'espère que le lecteur sérieux et désireux de se faire sur la question une opinion raisonnée, ne me le reprochera pas (1).

Vailly-sur-Aisne, 2 novembre 1901.

---

(1) Ceux de mes lecteurs à qui le temps ferait défaut peuvent se porter immédiatement à la page 32 de ma brochure.

La Lutte contre la Tuberculose

Mortalité par tuberculose : en France, à Paris, et dans les principales villes du monde.

« La tuberculose, dit Strauss, est, de toutes les maladies, celle qui prélève l'impôt le plus lourd sur l'espèce humaine ».

Tout le monde a répété, après Brouardel, qu'elle fait, en France seulement, 150.000 victimes par an.

Que ce chiffre soit plus ou moins exact, il importe peu. Il sera peut-être autrement intéressant de soumettre aux méditations du lecteur la statistique suivante, que j'emprunte au Docteur Petit, dans le *Bulletin de l'Œuvre des Enfants tuberculeux d'Ormesson*.

A Paris, en 1899, sur une population de 2 millions 511.629 habitants, on relève 46.988 décès, dont 12.314, soit le quart, dus à la tuberculose.

Cette proportion est énorme. Pour en apprécier toute la valeur, il faut nous enquérir de l'âge des décédés.

Sur 100 décès, combien par tuberculose aux dif-férents âges?

De 1 à 10 ans	21.6 %
De 10 à 20 ans	52.8 %
De 20 à 30 ans	64.2 %
De 30 à 40 ans	56.2 %
De 40 à 50 ans	39.9 %
A partir de 60 ans et au-delà	3.3 %

Et, en chiffres exacts, il est mort à Paris, en 1899 :

De 1 à 10 ans	4.359	personnes dont	992	par tuberculose
De 10 à 20 ans	1.526	»	861	»
De 20 à 30 ans	3.654	»	2.206	»
De 30 à 40 ans	5.277	»	2.956	»
De 45 à 50 ans	5.701	»	2.283	»
De 50 à 60 ans	6.015	»	127	»
A partir de 60 ans et au-delà	13.269	»	473	»

Donc, de 20 à 40 ans, la tuberculose a tué 60.2 % des gens qui ont succombé dans le cours de l'année.

Et, *des Parisiens, disparus à la fleur de l'âge entre 20 et 30 ans,* **deux sur trois sont morts de tuberculose!!!**

Cette statistique n'est-elle point tout simplement effrayante?

Je voudrais pouvoir la mettre sous les yeux de tous ces jeunes gens des deux sexes, de tous ces jeunes ménages qui songent à aller chercher à Paris une vie soi-disant plus facile qu'à la campagne!

On voit ce qu'ils vont y chercher.

En réalité, Paris est un des plus puissants foyers de tuberculose qui soient au monde!

Dans une autre statistique que j'ai sous les yeux,

et que j'emprunte à la thèse du Docteur Knopf (1), je ne vois que *Vienne* qui l'égale, avec un décès par tuberculose sur cinq, et *Naples* qui le dépasse, avec un décès par tuberculose sur quatre.

Voici cette intéressante statistique :

Taux de la mortalité par tuberculose
dans les principales villes de France et de l'Etranger.

						population
1 décès par tuberculose sur			16	à Alger.........		83.000
»	»	»	14	à Toulouse.....		148.000
»	»	»	13	à { Marseille.....		406.000
				Nice.........		96.000
»	»	»	12	à Buenos-Ayres.		580.000
»	«	»	10	à { *Londres*		4.349.000
				Chicago.......		1.600.000
				Hambourg....		594.000
				Manchester ...		522.000
				Varsovie......		500.000
				Saint-Etienne.		133.000
»	»	»	9	à { *New-York*		1.925.000
				Philadelphie ..		1.175.000
				Glasgow......		686.000
				Bordeaux.....		252.000
				Reims		105.000
			8	à { *Berlin*........		1.707.000
				Moscou.......		753.000
				Lille.........		200.000
				Nantes........		122.000
		»	7	à { *St-Pétersbourg*		954.000
				Nancy...... ...		86.000
				Rouen........		111.000
				Roubaix......		115.000
»	»	»	6	à { Le Hâvre.....		116.000
				Lyon.........		431.000
»	»	»	5	à { *Paris*.........		2.424.000
				Vienne.......		1.405.000
»	»	»	4	à *Naples*.......		535.000

(1) Dr KNOPF, *Les Sanatoria. Traitement et prophylaxie de la phthisie pulmonaire*. Th. de Paris, 1895.

Oui, fait étrange, fait en apparence inexplicable, sous le beau ciel de la Campanie, ce ciel dont la douceur enchanteresse énerva les rudes légions d'Annibal; sur les bords de ce golfe admirable dont on a pu dire que c'était un « morceau du ciel tombé sur la terre », à Naples enfin, *une personne sur quatre meurt de tuberculose !* — ironique commentaire du légendaire dicton : *Voir Naples, et puis mourir !*

Le fait serait, je le répète, inexplicable, si l'on ne savait que la population napolitaine est la plus misérable qui soit, et, « qu'au dire de Villari, Fucini, Mme White Mario, les pauvres Napolitains, par dizaines de milliers, « meurent constamment de faim » et vivent pêle-mêle avec les rats, en d'immon des bouges » (1).

Sans doute, les deux statistiques que je viens de produire sont des statistiques de grandes villes, où l'encombrement, la misère, la syphilis, l'alcoolisme, la lutte ardente pour la vie, expliquent trop bien l'exagération du taux de la mortalité par tuberculose, « cet aboutissant de toutes les misères physiologiques. »

Il n'en reste pas moins que celle-ci fait partout de nombreuses victimes, dans les hameaux les plus reculés comme dans les grands centres, dans les populations maritimes comme dans les populations rurales et urbaines. Il n'est pas un médecin qui ne puisse témoigner de la vérité de cette assertion ; et, pour ma part, il m'est arrivé de soigner en même temps, dans un village de 150 âmes, situé dans un délicieux vallon, deux tuberculeux avérés.

Aussi comprend-on sans peine, qu'en face d'un pareil fléau social, l'on ait songé à instituer énergiquement, et partout, la campagne *antituberculeuse.*

(1) ELISÉE RECLUS. *Géographie univers. Europe-méridionale. Italie, p.* 511.

Deux méthodes s'offrent à l'esprit pour lutter contre la tuberculose.

1° *Empêcher son éclosion*, c'est-à-dire, défendre l'organisme contre la pénétration du bacille.

2° *Traiter la tuberculose* en voie d'évolution, c'est-à-dire, soigner les tuberculeux.

I

PREMIÈRE MÉTHODE OU MÉTHODE PROPHYLACTIQUE :

Empêcher l'éclosion de la Tuberculose

Il saute aux yeux que cette méthode est la plus rationnelle. *Il vaut mieux prévenir que guérir;* c'est un proverbe d'une vérité absolue et d'une application universelle.

Or, s'il est une constatation pénible à faire, déconcertante au point de vue de la logique et même du simple bon sens, c'est celle-ci :

Alors que nous devrions tourner tous nos efforts vers la mise en pratique sérieuse et énergique de cette première méthode, toute l'attention, toute la faveur du public, et même du monde médical, paraît accaparée par la seconde : le traitement des tuberculeux.

Le côté prophylactique de la question paraît systématiquement laissé dans l'ombre, sans doute parce qu'il prête moins à la réclame bruyante, parce qu'il est moins appréciable aux yeux du public superficiel !

Oh ! j'entends bien ce qu'on va me répondre :

Mais comptez-vous pour rien toutes les mesures hygiéniques prises au cours de ces dernières années pour mettre l'organisme humain à l'abri du bacille de Koch? — ébullition du lait pour les nourrissons, examen régulier des viandes de boucherie, désinfection des locaux habités par des tuberculeux, crachoirs fixes, crachoirs de poche, défenses partout affichées de cracher par terre, dans les voitures publiques, dans les gares, dans les bureaux de poste, dans les casernes, etc., etc.

Eh, oui! je le sais. — On fait au bacille, et non sans raison, une guerre formidable et qu'il faut encourager. — N'allons point cependant jusqu'à nous méprendre sur l'efficacité de cette guerre, et croire qu'elle résume à elle seule la lutte sociale contre la tuberculose.

Ce serait là une grande aberration, et grosse de conséquences fâcheuses.

Que la crainte du bacille soit, en matière de prophylaxie antituberculeuse, le commencement de la sagesse, soit; et je n'y contredis point. — Mais qu'elle constitue *l'alpha et l'oméga* de cette prophylaxie, qu'elle en soit même l'élément essentiel, c'est ce qu'aucun hygiéniste vraiment sérieux ne saurait admettre.

Or, faut-il le dire? c'est ce que le public, à force d'entendre parler bacilles et microbes, est en train de se persuader; et telle personne qui n'hésitera pas à faire désinfecter une chambre douteuse, à prescrire autour d'elle l'emploi de crachoirs hygiéniques, par crainte de la tuberculose, croira pouvoir se livrer impunément à un surmenage, à des excès bien plus dangereux pour elle, à ce point de vue, que le bacille contre lequel elle cherche à se prémunir.

Il importe donc de proclamer bien haut, qu'outre, et plus encore que le bacille, il faut considérer le *terrain*, l'organisme; que pour faire un tuberculeux il ne suffit pas d'un bacille; qu'il faut encore et surtout la *prédisposition*, le *consensus* du terrain, de telle sorte que si celui-ci est rendu impropre à la culture du bacille de Koch par une hygiène bien entendue, ce dernier ne *cultivera* pas plus sur lui qu'un grain de froment sur la lave du Vésuve !

Si l'on ajoute à cette considération capitale que nous sommes impuissants, malgré les mesures hygiéniques les plus rigoureuses, à supprimer ce bacille et à nous garantir de ses atteintes, qui ne voit que c'est à fortifier le terrain, à rendre l'organisme invulnérable vis-à-vis de lui, que doivent tendre tous nos efforts ?

C'est ce qu'exprimaient naguère, d'une façon très nette, les distingués professeurs Lemoine et Carrière, de la Faculté de médecine de Lille, dans une Communication à l'Académie de médecine :

« Supprimer le bacille, écrivaient-ils, quel idéal ! malheureusement, quel idéal chimérique ! »

Et, après avoir constaté l'insuffisance de nos moyens sous ce rapport, ils ajoutaient avec beaucoup de sens pratique :

« Nous sommes donc obligés de tourner nos efforts *dans une autre direction.* — Cherchons à aguerrir l'organisme, à fortifier le terrain et ses moyens de défense ; essayons, en un mot, de le rendre *réfractaire* à la tuberculose .» (1).

On ne saurait mieux dire et d'une façon plus concise.

Rendre l'organisme RÉFRACTAIRE à la Tuberculose ! voilà le but vers lequel doivent converger tous nos efforts : *Hoc opus, hic labor est !*

Sur le bacille nous n'avons qu'une prise insuffisante, inefficace. Pas un de nous, quelque minu-

(1) *Des moyens à employer dans la lutte contre la tuberculose*, par MM. Lemoine et Carrière.

tieuses précautions qu'il prenne, ne peut se vanter de n'avoir jamais hébergé cet hôte redouté, de ne point l'héberger encore à l'heure où j'écris ces lignes.

Sur le terrain, au contraire, sur l'organisme, nous avons une prise énorme, une action incessante, de tous les jours, de tous les instants ; action qui ne tend à rien moins qu'à rendre le terrain *inhabitable* pour le bacille.

Dès lors, la conclusion ne s'impose-t-elle point d'elle-même? et n'est-ce point, comme le demande le professeur Lemoine, à fortifier le terrain. ou, ce qui revient au même, à *combattre toutes les causes de débilitation de l'organisme*, que nous devrions nous appliquer ?

Ceci posé et admis, il me sera bien permis de poser la question suivante :

Alors que, sous l'impulsion des corps savants, avec le concours de la presse qui tient à honneur de se faire la grande vulgarisatrice des notions d'hygiène, on a pris une foule de mesures plus ou moins efficaces pour empêcher la dissémination du bacille de Koch, qu'a-t-on fait, que fait-on dans notre beau pays de France pour rendre, ce qui est encore une fois le côté le plus pratique du problème, l'organisme humain invulnérable à ses attaques ?

La vraie lutte contre la tuberculose, c'est la lutte contre ses trois grands facteurs : le surmenage, le surpeuplement et l'insalubrité des logements, l'alcoolisme.

S'il est un fait reconnu par tous les hygiénistes, c'est que la tuberculose humaine reconnaît comme facteurs étiologiques principaux, *le surmenage, le surpeuplement et l'insalubrité des logements, l'alcoolisme.*

Le *surmenage* qui, demandant à notre organisme plus qu'il ne peut donner, le débilite.

Le *surpeuplement et l'insalubrité des logements* qui diminuent ou vicient pour chaque individu le cube d'air respirable, et multiplient les risques de contagion.

L'alcoolisme enfin, cette intoxication lente, qui, en s'attaquant à la vie même de la cellule, mène tout droit et sûrement à la déchéance vitale, c'est-à-dire, au meilleur état de *réceptivité* vis-à-vis de la tuberculose.

Or, si les pouvoirs publics se sont occupés de réglementer les heures de travail dans les usines, les manufactures, et de faire en sorte que la somme de labeur quotidien soit pour chacun proportionnée à l'âge et au sexe, que font-ils pour remédier au *surpeuplement*, que font-ils surtout pour remédier à *l'alcoolisme*?

*
* *

Le surpeuplement et l'insalubrité des logements considérés comme facteurs de tuberculose.

Dans la statistique de *mortalité par tuberculose dans les principales villes de France et de l'étranger*, que j'ai présentée au lecteur au début de ce travail, il y a un fait qui a dû le frapper, c'est la différence énorme — elle va du simple au double — que présentent, à ce point de vue, *Paris* et *Londres*.

Alors qu'à Paris il meurt *une* personne *sur 5* par tuberculose, à Londres, il ne meurt de la même maladie *qu'une* personne *sur 10*. — Et pourtant, il ne viendra à l'esprit de personne de dire que la lutte pour la vie est moins ardente à Londres qu'à Paris, que les conditions de la vie y sont plus faciles, ou que l'air qu'on respire sur les rives de la Seine est moins pur que celui qu'on respire sur les bords de la Tamise. Au contraire, il semblerait, *a priori*, que les brouillards humides de Londres et la poussière de charbon quintessencié qui tombe constamment de son ciel, dussent y rendre plus fréquentes les maladies de l'appareil respiratoire, et fournir indirectement un plus fort contingent à la tuberculose.

Le problème est insoluble pour qui ne sait pas que, « pour une population double, Londres occupe une surface au moins quintuple de celle de Paris ; qu'au lieu de bâtir étage sur étage comme à Paris, à Londres, on bâtit maison à côté de maison, qu'ainsi ses habitants reçoivent une quantité supérieure d'air respirable.

En moyenne, chaque demeure, à Londres, renferme de 7 à 8 personnes » (1).

Nous voilà loin, n'est-ce pas, de ces immenses caravansérails parisiens, qui sont la solution antiesthétique, antihygiénique et antihumaine, du problème posé par un capitaliste assoiffé de lucre à un architecte bon à tout... bâtir : *Entasser le plus de monde possible dans le plus petit espace possible !*

Ce que je dis de Paris peut s'appliquer à la plupart de nos grandes villes industrielles, et même à d'autres.

A Paris, M. Bertillon compte comme surpeuplé, tout logement où le nombre des personnes qui y couchent est supérieur à deux fois le nombre des pièces.

Adoptons, si vous le voulez, ce critérium, et jugeons par là de la grandeur de l'effort à faire pour assainir certains quartiers de nos villes !

Les Anglais sont certainement le peuple qui a le mieux compris l'importance de ce facteur de la tuberculose, *le surpeuplement* et *l'insalubrité des logements.*

Ils ont dépensé des sommes fabuleuses pour l'assainissement de la *maison* et de l'*atelier.*

(1) ELISÉE RECLUS, — *Europe du Nord-Ouest, Les Iles Britanniques, p. 504.*

« Dès 1836, nous dit Brouardel, la législation intervient pour favoriser les associations qui construisent des maisons pour ouvriers.

Les *Building Societies* sont des caisses d'épargne qui procurent des maisons à leurs membres, et actuellement elles comptent plus d'un million d'adhérents dans le Royaume-Uni.

Les *Labouring Classes lodging Houses Acts* (1851-1866-1867) forment un ensemble de lois qui stimulent les paroisses et les municipalités des villes de plus de 10,000 habitants à construire des maisons salubres.

Les *Acts for the Removal of Nuisances* (1855-1866-1874) accordent aux autorités locales le droit d'inspection des maisons ouvrières et fixent les amendes pour contravention aux lois et règlements.

Les *Artisan's dwellings Acts* (1868 à 1882) appelés également *Torren's Acts*, ont pour but primordial la réparation et la démolition des maisons insalubres ; ils permettent aussi de supprimer les bâtiments obstructeurs, c'est-à-dire, ceux qui enlèvent l'air et le jour à d'autres maisons, et empêchent la ventilation.

Les *Artisan's and Labourer's dwellings improvement Acts* (1875-1882) obligent les municipalités à démolir les logements insalubres et à fournir un logement aux personnes qui, par suite de cette mesure, se trouveraient sans abri » (1).

Voilà comment le peuple anglais, ce peuple qu'on peut ne pas aimer, mais auquel il faut reconnaître un grand sens pratique, a compris le problème de la lutte sociale contre la tuberculose.

En même temps, par ses *Sociétés de tempérance*, par une foule de mesures prohibitives, il combat l'alcoolisme.

(1) Brouardel. *La lutte contre la tuberculose*. J.-B. Baillère. 1901.

3

Procurer à l'ouvrier un logement sain et spacieux, l'empêcher de s'alcooliser, tel est le double objectif que ses gouvernants semblent avoir eu sans cesse sous les yeux.

Leurs efforts persévérants n'ont du reste pas été vains.

La mortalité par tuberculose pulmonaire en Angleterre, depuis 1851, **a diminué de 40 0/0 (1).**

C'est la plus forte diminution constatée dans les pays d'Europe. — Et l'Angleterre n'a point de sanatoria populaires! elle semble même, d'une façon générale, dédaigner le sanatorium!

Elle se contente, au point de vue prophylaxie sociale, de combattre la tuberculose en s'attaquant à ses causes principales, le surpeuplement, l'insalubrité des logements et l'alcoolisme.

C'est la raison, la logique même.

En France, que faisons-nous à ce point de vue?

Nous avons bien nos *comités d'hygiène,* nos *commissions de logements insalubres ;* mais, constatation pénible à faire, leur œuvre sociale paraît comme par avance frappée de stérilité ; leurs décisions restent trop souvent purement platoniques ; et puis, faut-il le dire, ils ne rencontrent pas dans le gouvernement, et surtout dans l'opinion publique, bien plus éveillée en Angleterre que chez nous sur toutes ces questions, l'encouragement, le point d'appui nécessaire, indispensable, pour faire aujourd'hui quoi que ce soit de fructueux et de durable.

Et pourtant, la vraie prophylaxie, c'est celle-là !

« Que la charité publique, dit Lemoine, s'exerce en faveur des bureaux de bienfaisance, pour permettre

(1) *Congrès de Londres, contre la tuberculose,* juillet 1901. Rapport de Brouardel.

aux familles ouvrières de se loger plus confortable-
ment, et elle aura fait plus contre la tuberculose
qu'en se lançant dans des spéculations douteuses.
*En abattant un quartier malsain, on rendra plus
de services qu'en créant un sanatorium.* »

*
* *

L'alcoolisme considéré comme facteur de tuberculose

Que dire de *l'alcoolisme ?* J'avoue qu'ici la plume
me tombe des doigts. Faut-il redire pour la centième
fois, et après tant d'autres, que c'est là le grand pourvoyeur des prisons, des hospices d'aliénés, des hôpitaux, et en particulier, le *grand pourvoyeur de la
tuberculose ?* qu'alors que tous les pays qui nous
environnent font les plus louables efforts pour
enrayer chez eux la consommation de l'alcool, et y
réussissent en effet, la France, grâce à l'inertie, à
la coupable indifférence des pouvoirs publics, voit
cette consommation s'accroître sans cesse chez elle,
tant et si bien qu'à l'heure présente, et à ce point de
vue, c'est elle — triste suprématie ! — qui tient le
premier rang ?

Oui, l'alcool est le plus gros facteur de la tuberculose. Bell et Lancereaux l'ont nettement démontré.

Baudran, de Beauvais, a montré qu'en France, les
graphiques de mortalité par tuberculose et ceux de la
consommation de l'alcool sont superposables.

Et pourtant qui se préoccupe de ce fait, ou qui s'occupe de remédier au mal ?

Où sont les Conseils généraux qui, parmi tant
de vœux d'une opportunité plus ou moins jus-
tifiée, aient jamais émis celui de voir le gouvernement prendre d'énergiques mesures pour combattre
l'alcoolisme ?

Quel est donc le député qui, se dégageant un seul

jour des mesquines préoccupations électorales, ait jamais demandé, du haut de la tribune française, « ce que le gouvernement compte faire » pour enrayer un fléau qui menace de dégénérescence la race française ?

Comment expliquer surtout que, des nombreux médecins qui siègent à la Chambre, et qui sont édifiés plus que personne sur les ravages causés par l'alcoolisme, pas un ne songe à porter la question à la tribune, et à sommer enfin, aux applaudissements de toute la France honnête, le gouvernement d'intervenir ?

Comment intervenir ? demandera-t-on.

Mais *en diminuant le nombre des débits de boissons*, mais *en réglementant beaucoup plus sévèrement la vente de l'alcool.*

Nous n'avons, sous ce rapport, qu'à imiter d'autres pays, la Suède et la Norwège par exemple, qui tenaient autrefois la tête pour la consommation des liquides alcooliques, et qui aujourd'hui, grâce aux sages mesures édictées, ont vu non seulement cette consommation baisser sensiblement, mais encore le taux de la mortalité par tuberculose s'abaisser dans la même proportion.

Ainsi, **« depuis la réglementation de la vente de l'alcool**, dit Lemoine, **la mortalité par tuberculose, en Suède et en Norwège, a diminué de 32 0/0 ! »**

Est-ce que cette statistique n'est pas lumineuse ? Ne nous montre-t-elle pas, et avec la dernière évidence, où il faut frapper pour atteindre la tuberculose ? et ne serions-nous pas autorisé à émettre cette proposition :

La lutte contre la tuberculose, c'est la lutte contre l'alcoolisme ?

Et nunc erudimini ! — A vous, hommes politiques,

écrivains, orateurs, journalistes, à vous tous qui détenez une parcelle d'autorité ou d'influence ; à vous, conseillers généraux et députés, si prodigues de vœux et d'interpellations d'une opportunité souvent douteuse ; à vous, dis-je, de secouer l'indifférence des pouvoirs publics, et de les mettre en demeure de combattre la tuberculose autrement que *par voie d'affiche*, qu'on me passe l'expression, et en invitant simplement les gens à ne point cracher par terre !

Je ne considère point, et j'espère qu'on ne considèrera point comme un hors-d'œuvre les pages que je viens d'écrire.

Au moment en effet où, dans le dessein de lutter contre la marche envahissante de la tuberculose, va se poser peut-être un peu partout en France la question des sanatoria, il importe au plus haut point de bien préciser ce que doit être cette lutte, et dans quel sens doivent surtout s'orienter l'initiative privée et l'initiative gouvernementale.

CONSTRUIRE DES SANATORIA EST UNE PENSÉE LOUABLE ; S'EFFORCER DE LES RENDRE INUTILES SERAIT AUTREMENT LOGIQUE.

En fait, il semble qu'on ne veuille pas, chez nous, attaquer de front ce fléau plus dévastateur à lui seul que tous les autres réunis.

On prend la question de la tuberculose par le petit coté, j'allais dire, par le mauvais bout.

Ne pas cracher par terre, construire à grands frais des sanatoria, il semble vraiment que ce soient là, en matière de prophylaxie antituberculeuse, *la Loi et les Prophètes !* — et nous entendons le Dr Artaud s'écrier dans un beau mouvement d'enthousiasme :

« Avec votre aide, Messieurs, nous engagerons la lutte contre la tuberculose. — *Soyez sans crainte, la victoire ne saurait être douteuse !* » (1).

Vraiment, mon cher confrère, vous seriez optimiste à ce point !

A ce fléau social qu'on appelle la tuberculose, vous demandez qu'on oppose, en France, comme principal remède. le sanatorium populaire ! — et vous jugez le remède suffisant ! — et pour vous « la victoire n'est pas douteuse » !

Mais de quels résultats, de quelle statistique consolante vous autorisez-vous donc pour présumer cette victoire ?

De la statistique allemande ?

Mais vous n'ignorez pas que cette statistique est moins concluante, moins belle que la statistique anglaise ; que la diminution de mortalité par tuberculose est plus forte en Angleterre, où l'on ne connait pas les sanatoria, qu'en Allemagne où ils existent en grand nombre.

Et puis, la diminution de mortalité par tuberculose constatée en Allemagne ne provient pas exclusivement, vous le savez bien, de l'existence des sanatoria populaires lesquels ne datent que de cinq ans !

Vous savez comme moi, que l'Allemagne est un des pays d'Europe où la campagne *antialcoolique* a été menée avec le plus de vigueur, avec un entrain qui devrait nous faire rougir de honte, nous, Français,... *qui ne faisons rien.*

L'Allemagne a créé pour cette campagne des associations aussi nombreuses que variées : les *associations antialcooliques*, les *Bons Templiers*, (ces deux associations allant jusqu'à proscrire toute boisson fermentée), la *Croix bleue* qui avait 57 sociétés locales

(1) Dr Artaud, projet de sanatorium, p. 47.

et 3.495 membres, en 1897 ; la *Ligue contre l'abus des boissons alcooliques* de beaucoup la plus importante, qui, déjà à cette époque, comprenait 9.000 membres et répandait annuellement 50.000 brochures, sans compter ses 2 journaux qui tiraient à 20.000 exemplaires !

L'Allemagne a encore ses *cabarets de tempérance,* ses *maisons du peuple,* ses *lieux de traitement pour buveurs* (1).

Croyez-moi, mon cher confrère, c'est à cette campagne énergique, admirable, bien plus qu'à ses sanatoria populaires, que l'Allemagne doit et devra toujours le plus grand abaissement de sa mortalité par tuberculose.

Puisque vous proposez l'Allemagne à notre imitation, que ne nous proposez-vous de l'imiter sous ce rapport ?

Ce qui presse le plus en France, à l'heure actuelle, ce n'est pas, sachez-le bien, une campagne pour la création de sanatoria, c'est une campagne *antialcoolique,* campagne qui, menée avec certaine *furia francese* que vous connaissez, ferait baisser simultanément dans notre pays, et le taux de la criminalité, et celui des suicides, et celui de l'aliénation mentale, et celui *de la tuberculose.*

Que si malheureusement cette campagne, pour des raisons misérables sur lesquelles je ne veux pas insister mais que tout le monde devine, reste à l'état de projet, d'éternel *desideratum,* ne venez pas me parler des victoires que vous donnera le sanatorium. Ces victoires ne sauraient être que des victoires sans lendemain. — Pourquoi ? — Mais parce qu'à sa sortie du sanatorium, l'ouvrier ira reprendre sa place dans son atelier à l'air confiné, dans son logis malsain

(1) Renseignements extraits de la *Revue des sciences médicales,* juillet 1897.

et surpeuplé ; parce qu'il ira surtout rejoindre ses compagnons d'alcoolisme, et que, les mêmes causes produisant toujours les mêmes effets, cet ouvrier vous reviendra tôt ou tard, prêt à recommencer sa « carrière de sanatorium » !

Je voudrais pour ma part, — et ce doit être l'avis de tous ceux qui observent et raisonnent, — que l'on consacrât à soigner la *santé* des ouvriers, une partie des sommes folles qu'on s'apprête à dépenser pour soigner leurs maladies.

Je voudrais, qu'au lieu d'édifier des palais pour les abriter *quand ils seront malades,* on leur procurât des logements plus sains et plus spacieux pour *qu'ils restent bien portants.*

Je voudrais enfin que l'initiative gouvernementale, ou, à son défaut, l'initiative privée, instituât énergiquement la campagne antialcoolique, puisque l'alcoolisme est le plus puissant facteur de la tuberculose, et qu'à ce point de vue, on peut dire : *L'alcool, voilà l'ennemi !*

En attendant, il me plaît de souligner la contradiction choquante, l'illogisme criant qu'il y a, pour une société, à paraître vouloir tout faire pour soigner ses indigents tuberculeux, et à ne vouloir rien faire pour les empêcher de le devenir.

J'avoue d'ailleurs, qu'en dépit de l'hygiène la mieux comprise, des mesures les plus sages auxquelles l'Etat puisse avoir recours, la tuberculose fera toujours de nombreuses victimes ; qu'à l'heure présente, les tuberculeux, dans notre pays sont, plus que légion, et que dès lors s'impose impérieusement à l'attention le problème de leur traitement.

J'entre ainsi dans le vif de la question qui a motivé cette brochure.

Que faire pour le traitement des tuberculeux indigents?

.S'il est un fait reconnu par tous les médecins, c'est la faillite lamentable des médications pharmaceutiques.

Aussi s'est-on depuis longtemps, en Allemagne surtout, résolument tourné vers l'hygiène, et a-t-on demandé à *l'aération* continue, au *repos*, à la *suralimentation*, ce que les médications les plus variées et les plus vantées n'avaient pu donner.

Cette hygiène paraît être réalisée à son maximum dans des établissements fermés, de création allemande, qu'on a appelés *sanatoria*. Elle a donné, semble-t-il, dans le traitement de la tuberculose, des résultats inespérés, et dès lors, la question suivante se pose :

II

DEUXIÈME MÉTHODE OU MÉTHODE CURATIVE

Est-il nécessaire de construire à grands frais des sanatoria pour guérir les tuberculeux?

Oui, nous dit le Dr Artaud qui, enthousiasmé de ce qu'il a vu en Allemagne, a conçu la généreuse pensée de provoquer, dans le département de l'Aisne, la création d'un sanatorium *more germanico*... Et tout le corps médical de la région, pour qui du reste la question pratique des sanatoria est une question absolument neuve, s'est mis à lui emboîter le pas avec un empressement, une docilité qui ne laisse pas que d'étonner un peu.

4

C'est qu'en effet, cette question des sanatoria est beaucoup plus complexe qu'elle ne paraît l'être au premier abord.

Je ne puis apporter ici le fruit de mon expérience personnelle. La question est aussi neuve pour moi que pour mes confrères. Mais c'est précisément cette raison qui devrait nous rendre tous défiants et circonspects.

Si les sanatoria construits à grands frais ont leurs partisans, ils s'en faut de beaucoup qu'ils n'aient que des partisans.

Il serait donc prudent, il serait donc sage d'entendre au moins plaider le *pour* et le *contre*.

Or, M. le Dr Artaud ne nous a fait entendre que le *pour*.

Il est une autre note, un autre *son de cloche* que je demande la permission de faire entendre à tous ceux que passionne à si juste titre cette intéressante question du traitement des tuberculeux.

A cet effet, je me contenterai de laisser parler plusieurs personnalités médicales d'une autorité indiscutable : le Dr *Brunon*, directeur de l'Ecole de médecine de Rouen, d'une part, et les Drs *Lemoine* et *Carrière*, professeurs à la Faculté de médecine de Lille, d'autre part, tous trois vivant dans des régions ouvrières où l'alcoolisme et la tuberculose exercent de grands ravages, tous trois pouvant étayer leurs appréciations sur une grande expérience personnelle, non moins que sur leur situation scientifique et officielle.

Voici la communication faite à l'Académie de Médecine, dans sa séance du 2 Avril 1901, par M. le Dr Brunon. Je la reproduis intégralement, vu son importance, me bornant à souligner certains passages :

Les « Sanatoriums de fortune » pour tuberculeux pauvres.

Les médecins n'ont pas attendu les théories actuelles pour chercher un traitement efficace de la tuberculose pulmonaire.

De tout temps et dans tous les pays ils se sont préoccupés du triste sort des tuberculeux dans les hôpitaux. C'était leur rôle et leur tradition. L'habitude de vivre au contact de ceux qui souffrent leur a donné une âme capable d'altruisme. On peut dire que, de tout temps, les médecins ont formé l'Internationale de la pitié. Leurs efforts ont été considérables. Les traitements proposés ont été innombrables. Le dernier est vraiment le seul qui paraisse donner des résultats solides; c'est le traitement par l'air, c'est la cure d'air.

Depuis une vingtaine d'années on en parle dans les milieux médicaux. On attribuait d'abord les résultats obtenus à l'altitude. *La cure d'altitude* fut longtemps à la mode et nos malades s'exilaient dans la haute Engadine. Puis on commença à croire que le rôle de l'altitude n'était que secondaire et que la cure pourrait se faire partout où il y avait de l'air pur, frais et renouvelé. Et ce fut là un grand progrès, car il conduisait les médecins à se préoccuper des dangers de l'air confiné. Nous avons tous vu le professeur Peter ouvrant largement les fenêtres de ses salles, au grand étonnement et au grand scandale de ceux qui renfermaient les « tousseurs » dans des rideaux. Enfin, à la suite de l'Allemagne, la notion de la cure d'air se transforma en cette idée que le sanatorium résume toute la thérapeutique tuberculeuse.

Aujourd'hui l'engouement est grand. Le sanatorium est à la mode. On ne parle plus que de lui, et beaucoup pensent que le moment est peut-être venu de s'en servir pendant qu'il guérit.

L'opinion française fut lente à s'émouvoir sur tous ces points. Le Français, si versatile en politique, est conservateur dans ses opinions scientifiques.

M. Jaccoud, M. Grancher, M. Landouzy et d'autres avaient beau publier de belles leçons sur la matière, on restait indifférent. Me permettra-t-on de dire qu'un des premiers dans la presse médicale de province, je signalai la courageuse initiative de Sabourin créant le sanatorium du Vernet ? J'avais encore l'imagination remplie du spectacle des pauvres tuberculeux des hôpitaux de Paris perdus dans les coins des salles, et chez Sabourin j'avais vu des tuberculeux guéris !

Je m'imaginais que j'allais faire partager mon enthousiasme pour les sanatoriums ! Le récit de mon voyage au Vernet passa complètement inaperçu devant l'indifférence de mes confrères locaux. Et cependant, à ce moment, la tuberculose frappait rudement le corps médical rouennais. La question n'était pas mûre.

Un peu plus tard je fis la même tentative en publiant des cas très améliorés à Davos, et un de mes maîtres me dit à ce propos : « Vous croyez à la guérison de la tuberculose, vous ? » Depuis ce temps la question a progressé, et l'indifférence s'est transformée en enthousiasme. Un grand nombre de médecins rêvent une France couverte de sanatoriums. Tout le monde répète, après M. Brouardel, qu'il meurt 150.000 tuberculeux par an, et le public s'imagine qu'il suffira de faire surgir un *grand nombre de sanatoriums pour que nous perdions 150.000 compatriotes de moins chaque année.*

A la moindre objection la réponse est toute prête : Voyez ce qu'ont fait les Allemands.

Les Allemands vivent à une époque de leur histoire où ils peuvent faire grand, même une expérience dangereuse. Et tout en faisant des réserves sur les résultats publiés par eux, on peut dire qu'ils ont raison de faire ce qu'ils font. *En France pouvons-nous, devons-nous les imiter ? La question est beaucoup plus complexe que ne le croient les esprits simplistes (et généreux) qui mènent la campagne pour la construction de sanatoriums populaires.*

Chacun de nous a eu l'amour du sanatorium à un moment de sa vie, comme il a eu la rougeole. Puis, au contact des grosses difficultés de la vie pratique du médecin, on s'est vu forcé de plier ses principes devant les exigences du malade.

Celui-ci est peu fortuné. Celui-là ne peut pas abandonner sa famille. La famille de cet autre ne veut pas se séparer de lui. Devant tel malade il ne faut pas prononcer le mot de sanatorium. Tel autre ne veut pas de direction médicale. Et tous s'accordent à dire : je ne veux pas être enrégimenté, je ne veux pas être caserné !

De toutes ces difficultés est née l'idée du *home sanatorium* de M. Landouzy, et sont sortis les principes de *cure libre* de M. Lalesque. Poussé par les mêmes exigences, nous avons fait l'essai, depuis 1892, de la *cure libre en Normandie, et nos résultats peuvent soutenir la comparaison avec les résultats des sanatoriums allemands. Nous obtenons dix-huit guérisons ou améliorations équivalentes sur soixante malades pris en bloc.*

Plusieurs confrères, parmi lesquels je citerai M. Petitclerc, de Rouen, et M. Delabrosse, de Cany, ont publié des cas semblables aux nôtres.

Tous ces tuberculeux se sont guéris par la vie de plein air à la campagne, par la *cure libre* faite dans n'importe quelle maison de campagne : cabane ou château.

Notre idée première, à tous, avait été de diriger nos malades sur un vrai sanatorium, mais la fortune modeste de nos clients ou leurs convenances avaient mis obstacle à notre projet.

C'est donc malgré nous et par hasard, que nous avons obtenu des succès sans l'aide du sanatorium, et ce sont des raisons d'économie qui nous ont forcé la main.

Pourquoi ne pas faire pour les tuberculeux des hôpitaux, ce que l'on est obligé de faire pour les malades peu riches?

Les malades indigents ne peuvent être traités que réunis ou hospitalisés. C'est vrai. Mais alors, pourquoi ne pas les installer à la campagne, au grand air, dans des bâtiments déjà existants, comme se sont installés nos clients de la ville ?

Et si on s'obstine à ne vouloir soigner les tuberculeux que dans un vrai sanatorium construit spécialement suivant toutes les règles de l'art, dans combien d'années pourra-t-on commencer le traitement ? au prix de quelles dépenses ? avec quelles ressources ? et pour quels résultats ? — Personne ne le sait.

Il serait puéril de ne pas poser ces questions.

Les Allemands ont fait un colossal effort. Quel résultat ont-ils obtenu? On nous répond : la mortalité des tuberculeux a baissé de 2 pour 1000. Deux pour mille ! (1).

En France, deux millions ont été dépensés pour la construction du sanatorium d'Angicourt.

Combien contient-il de lits ? Réponse : 165.

Cent-soixante-cinq !

Or, on estime à 300.000 le nombre des tuberculeux indigents à hospitaliser (Letulle).

Si ces chiffres sont réellement exacts, ils démontrent que le *projet de synthétiser le traitement des tuberculeux indigents dans la construction de sanatoriums est illusoire.*

— Mais alors il faut se croiser les bras et ne rien faire ? — Non.

Si on pouvait prendre la question de très haut, *il faudrait, non pas chercher à arrêter l'évolution de la tuberculose, mais travailler à empêcher son éclosion.*

Les grandes causes de la tuberculisation sont : d'abord l'alcoolisme ; puis l'air confiné des logis d'ouvriers et des immenses bâtisses des bourgeois ; enfin l'ignorance par tous des lois de l'hygiène.

Voilà les points qu'il faudrait attaquer. Et ils l'ont été victorieusement en Angleterre, en Suède et en Norwège. Tout le monde, parmi nous, connaît la valeur de ces questions primor-

(1) Dr THOUVENAIN, *Revue internat. de médecine et de chirurgie* (mars 1901)

diales, mais on n'a pas le courage de les affronter. On se réfugie dans la pensée consolante que le sanatorium sera la panacée faisant face à tout.

Mais si, au lieu de prendre la question de haut, il semble plus pratique de courir au plus pressé, *nous proposons de créer, immédiatement, des « sanatoriums de fortune » dans des bâtiments déjà existants.* ET NOUS NOUS ÉLEVONS CONTRE L'IDÉE DE CONSTRUIRE A GRANDS FRAIS DES BATIMENTS A LA MODE ALLEMANDE.

Il faut remarquer que Sabourin, en créant le sanatorium du Vernet, s'est bien gardé de se lancer dans des constructions monumentales, il a tiré parti de bâtiments qu'il a transformés. Il a suivi la même méthode quand il a fondé le sanatorium de Durtol qui est installé dans un vieux château du XVI° siècle. Giresse, en prenant la direction du Vernet, n'a pas songé à élever des constructions nouvelles. Il en est de même pour le sanatorium de Trespoey, près de Pau.

Son directeur, M. Crouzet, a fort habilement utilisé une maison de campagne qui n'a pas l'aspect caserne du « sanatorium idéal » qu'on nous prône sans cesse.

Voilà ce qu'ont fait des hommes pratiques se méfiant des comptes d'architectes. Quelle a été leur idée conductrice ? Obtenir le maximum d'effet au meilleur marché possible. Tel doit être l'objectif du corps médical des hôpitaux : *faire toutes les économies possibles sur le bâtiment.* Je le sais bien : quand le bâtiment va, tout va. Mais, est-ce une œuvre humanitaire que poursuivent les partisans des sanatoriums ou un idéal de bâtisseur? La folie de la bâtisse ne sévit que trop en France. Ceux qui ont la garde du bien des pauvres doivent se prémunir contre elle.

Que faut-il pour guérir la tuberculose ? D'abord de *l'air,* de *l'air pur.* Tout le reste : le régime, le climat, la température, l'état des locaux, les traitements spéciaux, tout cela ne sont que des adjuvances utiles, mais d'un intérêt secondaire. Avant tout, il faut *centrifuger* les malades, comme dit Letulle.

C'est pour arriver rapidement à ce but que nous avons demandé aux hôpitaux de Rouen de ne pas s'attarder à la construction d'un sanatorium, mais de transporter d'emblée les tuberculeux susceptibles de guérison, dans un local quelconque (ferme, villa ou château), où ils pourront faire la cure comme la font, du jour au lendemain, nos clients de la ville qui n'ont pas le moyen d'aller sous le brillant soleil du midi, et qui louent une maisonnette à la campagne pour trois cents francs par an.

Le 16 juin 1899, nous avons adressé un premier rapport aux administrateurs des hôpitaux, et nous disions : « La construc-« tion d'un établissement spécial n'est pas indispensable pour « soumettre les malades à la cure. Nous proposons de les ins-« taller sur les coteaux voisins de Rouen, dans des maisons « louées ou achetées par les hôpitaux dans ce but ».

Le 1ᵉʳ novembre 1900, voyant que nos idées trouvaient un appui parmi quelques-uns de nos collègues, nous revenions à la charge avec un deuxième rapport adressé aux hôpitaux et disant que, de plus en plus, « on tendait à admettre que la cure d'air peut se faire avec efficacité sous tous les climats, partout où il y a de l'air pur ».

Enfin, le 13 février dernier, cinq médecins des hôpitaux de Rouen, MM. P. Olivier, Petitclerc, Raoul Brunon, Lerefait, Didier, adressaient à l'administration la lettre suivante :

« Messieurs,

« La tuberculose est curable par la cure d'air faite hors des villes. C'est là un point qui n'est, aujourd'hui, mis en doute par personne dans le Corps médical.

« Les malades des hôpitaux sont trop nombreux pour compter être admis dans les sanatoriums privés qui pourraient être fondés dans notre région. D'autre part, nous comprenons que l'administration des hôpitaux ne peut pas songer à faire construire un sanatorium pour nos malades, car la dépense d'une telle installation dépasserait plusieurs centaines de mille francs.

« Cependant, il est de toute nécessité que nos malades tuber-culeux bénéficient des progrès de la thérapeutique au même titre que nos malades de la clientèle que nous envoyons faire la cure dans les campagnes environnantes.

« Nous vous demandons, Messieurs, de mettre, au plus tôt, à l'étude, le projet qui consiste à installer aux environs de Rouen, sur les hauteurs de Boisguillaume, ou de Bihorel, ou du Mont-aux-Malades, ou de Bonsecours, etc., un service spé-cial de tuberculeux.

« *Pour organiser un sanatorium, il n'est pas absolument nécessaire de construire un bâtiment spécial.* UN SANATORIUM EST CRÉÉ PAR CELA MÊME QU'UN ABRI, AU GRAND AIR, EST DONNÉ AUX MALADES ET QU'UNE DISCIPLINE SPÉCIALE LEUR EST IMPOSÉE. *Et, de même que nos clients font la cure dans n'importe quelle maison de campagne, de même nos malades indigents peuvent trouver une grande amélioration ou la guérison même, dans n'importe quel bâtiment bien situé à la campagne.*

« Nous vous proposons donc, Messieurs, d'acheter dans une commune rurale, voisine de Rouen, une maison vaste avec jardin ou verger, où pourraient être installés une cinquantaine de malades.

« Nous insistons sur la nécessité de prendre une résolution ferme, et de l'appliquer rapidement. Les résultats heureux qu'on obtient dans la clientèle ne rendent que plus pénible, aux yeux des médecins, le sort des tuberculeux indigents pour lesquels on ne peut rien faire actuellement dans nos hôpitaux.

« Veuillez agréer, etc. ».

L'administration se mit immédiatement en campagne. Notre nouveau directeur, M. Le Hénaff, mit au service de notre idée toute son activité, et il nous propose déjà trois emplacements dont nous étudierons les qualités et les défauts.

Donc, tout porte à croire que, très prochainement, un certain nombre de nos tuberculeux vont être installés à la campagne. Un très grand progrès aura été fait. Il peut marquer une ère nouvelle, une véritable révolution dans notre vieille thérapeutique.

Dans notre pensée, il s'agit cependant encore d'une expérience à faire, Il faudrait bien se garder de conclure avant d'avoir vu, de ses yeux, les résultats.

Le Dr Lachâtre (de Chantelle) a publié dans le *Centre médical* (1er mars 1901) une idée fort ingénieuse que je demande la permission de reproduire ; elle corrobore la nôtre. Dans tous les départements, il existe un grand nombre d'hospices cantonaux qui servent à abriter quelques vieillards, rarement des malades. Ces hospices possèdent des locaux vides, de grands jardins, un personnel inactif. Pourquoi les Conseils généraux ne distribueraient-ils pas les tuberculeux des villes par petits groupes dans ces hôpitaux, véritables maisons de campagne ?

Ils seraient sous la surveillance des médecins de la localité, ils auraient l'air, la bonne nourriture, le repos. Ils n'ont pas besoin d'autre chose.

Si je ne me trompe, M. le professeur Grancher a signé quelque part cette boutade :

« On parle beaucoup de tuberculose, et chaque peuple s'ef-
« force d'opposer une barrière à la marche envahissante de
« cette maladie. L'Allemand lutte contre elle par le « sanato-
« rium » et l'Anglais par le beefsteak et le tennis. Je préfère la
« méthode anglaise, plus agréable et plus efficace ».

Paradoxe peut-être. Mais le paradoxe c'est la vérité de demain.

CONCLUSIONS

Nous considérons :

1° Que pour empêcher l'éclosion de la tuberculose, il faut s'adresser à ses causes qui sont : l'alcoolisme, le confinement dans les maisons urbaines, la sédentarité dans les ateliers et collèges, la vie dans les villes, l'ignorance des lois de l'hygiène ;

2° Que, pour parer au plus pressé, pour enrayer la marche de la maladie, pour sauver les malades susceptibles de guérison, il faut les transporter hors des villes et les soumettre à une aération continue ;

3° Que le *sanatorium construit à grands frais n'est pas indispensable pour appliquer le traitement* ;

4° Que nombre de malades de fortune modeste se guérissent en faisant la cure purement et simplement à la campagne ;

5° Que, par conséquent, les indigents des hôpitaux peuvent bénéficier de la même méthode ;

6° Qu'un sanatorium est créé par cela même qu'un abri au grand air est donné aux malades.

Nous proposons : *l'installation des tuberculeux curables des hôpitaux, soit dans les bâtiments déjà existants achetés ou loués par l'Assistance publique en dehors de la ville, soit dans les petits hospices cantonaux transformés en « Sanatoriums de fortune »*.

Nous concluons donc :

Pour les tuberculeux indigents, **ne construisez pas** de sanatoriums, et **créez-en** partout ».

Ou je me trompe fort, où cette magistrale communication, teintée d'une légère pointe d'humour, pose admirablement la question des sanatoria, au point de vue pratique.

En créer partout, n'en construire nolle part; la formule me paraît des plus heureuses pour résumer la façon de voir du Dr Brunon et de ceux qui s'y rangent.

Veut-on maintenant, sur les sanatoria en général, et les sanatoria pour indigents en particulier, connaître l'opinion de MM. les professeurs Lemoine et Carrière ?

Comme elle confirme en tous points celle du
Dr Brunon, je me bornerai à citer et à souligner les
passages les plus saillants de leur communication.

Des moyens à employer dans la lutte contre la tuberculose.

par MM. LEMOINE et CARRIÈRE, de la Faculté de Lille.

(Extrait de leur communication à l'Académie de Médecine).

« Pour mettre en œuvre ces divers agents thérapeutiques, dit
le professeur Lemoine, (à savoir, l'air, le repos et la suralimentation) on a voulu, on veut encore couvrir le sol de notre
France de Sanatoriums.

Certes, l'engouement en faveur de cette œuvre est immense
à l'heure actuelle... on chante en termes dithyrambiques les
avantages de Sanatoriums...

Or, quelle est la vérité au point de vue clinique ? Quels
avantages trouveront les malades dans ces sanatoriums ? Quels
succès sommes-nous en droit d'en attendre ? Ici, nous devons
faire appel aux statistiques. Malheureusement, elles sont ce
qu'on veut bien les faire. Chaque inventeur d'un traitement
contre la tuberculose nous soumet des statistiques tout aussi
imposantes que celles des sanatoriums. Et du reste, toute question de partialité mise de côté, et acceptées, *que valent ces
statistiques ? Rien.*

Comment attacher une sérieuse importance à des statistiques
qui ne portent que sur des cas curables ? Car, enfin, il faut bien
le dire, qui envoie-t-on dans les sanatoriums ? Qui y accepte-t-
on ? De préférence les cas les moins avancés, ceux qui sont
curables par eux-mêmes, ceux qui auraient guéri tout seuls.

Et puis, analysons les observations publiées. Dans une thèse
soutenue devant la Faculté de Médecine de Paris, M. Beaulavon
rapporte trente-deux observations tirées de Woolf et Saugman,
de Detweiler. Or, sur ces trente-deux observations nous n'en
trouvons qu'une seule dans laquelle on parle des bacilles de
Koch dans les crachats des malades ! !

Et maintenant, jetons les yeux sur nos propres observations.
Elles nous permettent de répondre : non, le sanatorium ne
guérit pas mieux que la cure libre ; il ne donne au malade
qu'une *fausse santé.* Celui-ci revient du sanatorium en juin,
bouffi, gras, en état de santé apparente ; dans le mois de sep-
tembre, sa graisse commence à fondre ; en octobre, il rechute ; en
novembre, il revient au sanatorium et recommence ainsi de suite ;
c'est ce qu'on appelle : « Faire sa carrière de Sanatorium ».

Auscultez ce malade au retour de sa saison, et vous êtes tout étonné de retrouver les mêmes lésions pulmonaires qu'au départ ; elles n'ont pas varié ; seul le masque s'est amélioré.

Voilà ce que nous avons vu chez presque tous nos malades riches · *une illusion de guérison ;* et nous pouvons rappeler cette phrase significative de M. le professeur Grancher : « La guérison du tuberculeux, même s'il est fortuné et docile, même avec le sanatorium, est toujours très longue et difficile ».

Sans doute, nous dira-t-on, c'est déjà un résultat que de prolonger l'existence des malades. D'accord, mais si la guérison des riches, de ceux à qui leur situation de fortune permet de se consacrer entièrement à la poursuite de la santé est aussi difficile, combien sera précaire celle de l'ouvrier, qui, à sa sortie du sanatorium, se retrouvera aux prises avec les difficultés de la vie ?

Ce n'est pas tout.

A côté des succès, très problématiques on le voit, des sanatoriums, nous pouvons signaler bien des inconvénients. Quoiqu'on dise, et malgré les recherches vraiment trop démonstratives de Cornet et de Kircher sur les poussières des chambres de Sanatoriums (ces poussières ne contenaient jamais de bacilles), les infections secondaires sont extrêmement fréquentes.

Sur sept malades riches envoyés par l'un de nous dans tels sanatoriums étrangers que nous pourrions citer, six ont eu pendant leur séjour des pneumonies ou des broncho-pneumonies aiguës ; l'un d'eux eut deux broncho-pneumonies dans le cours d'un même hiver. Voilà ce qu'on ne dit pas.

. . . .

Et puis n'est-il pas à craindre que, dans les sanatoriums où les malades couchent six ou sept dans la même salle, la toux de l'un ne réveille tous les autres ? de là des insomnies néfastes. Sans doute, on nous le dit, « on discipline la toux » ; est-ce chose si facile ?

...Enfin, ON RÉPÈTE TOUJOURS QUE LE SANATORIUM EST NÉCESSAIRE AU MALADE POUR APPRENDRE A SE SOIGNER. ILLUSION. C'est faire bon marché de l'autorité inhérente à la profession médicale.

TOUT MÉDECIN EST CAPABLE DE DIRIGER LE TRAITEMENT D'UN TUBERCULEUX ; tout médecin peut instruire son malade de la règle de conduite qu'il aura à suivre.

Maintenant, *pour ce qui est des pauvres,* pour ce qui est surtout de la classe intermédiaire, *le sanatorium est-il pratique ? A cette question nous répondons : absolument non.* Qui nourrirait leur famille pendant ce temps-là ? — Et même pour les pauvres dont la famille indigente recevrait des secours des bureaux de bienfaisance, croit-on que l'ouvrier s'exilera volontiers loin de la ville où habitent les siens ? Non, l'esprit du peuple, dans notre pays, n'est pas pour les séparations lointaines. L'ouvrier hait l'hôpital, il haïra le sanatorium qui le sépare des siens.

En résumé, en présence des inconvénients multiples que présentent les sanatoriums pour les malades, en présence de l'incertitude des succès problématiques, nous concluons qu'il n'est pas nécessaire d'aller faire la cure de repos et d'alimentation dans un sanatorium. Chacun peut faire cette cure chez soi. Le riche, qui peut émigrer sous un climat plus favorable, ira faire sa cure dans une villa, une maison quelconque, à l'air pur, loin des agglomérations humaines. Le commerçant ou le petit bourgeois louera au voisinage de sa ville même une maisonnette avec jardin où il se guérira tout aussi bien que dans les plus riches sanatoriums (nous en avons des exemples nombreux). *Le pauvre sera traité par les soins du bureau de bienfaisance, de l'assistance médicale gratuite, soit dans des logements rendus plus salubres, soit dans des pavillons ou des baraquements suburbains aménagés avec le moins de frais possible.*

Ne créons pas de Sanatoriums dispendieux, ne créons pas de palais pour loger un personnel administratif oisif et inutile...

Créons aux portes de la ville, dans des baraquements très simples et non dans des palais, dans des logements déjà existants et loués à bon marché, des hôpitaux suburbains pour nos tuberculeux pauvres ».

J'estime, et le lecteur estimera probablement aussi, que la question des sanatoria est suffisamment mise au point par les Drs Brunon et Lemoine.

Avec la brochure du Dr Artaud, il a en quelque sorte sous les yeux les pièces du procès.

Il peut voir par là que, dans le corps médical français, tous les bons esprits ne sont pas enclins à copier servilement l'Allemagne ; qu'un courant très net se dessine, (les deux communications successives faites à l'Académie de médecine en font foi), *non pas contre le principe, contre l'idée même du sanatorium,* mais contre le sanatorium construit à grands frais, et qui, surtout s'il s'agit d'y soigner des tuberculeux indigents, ne paraît pas devoir donner des résultats proportionnés au grand effort consenti, à l'argent dépensé.

A ce système, à cette méthode grosse d'inconnues et peut-être de mécomptes, on en oppose une autre, plus modeste et plus sûre, tenant plus compte des diverses contingences, plus immédiatement pratique.

Elle consiste à choisir, dans un site salubre, quelque bâtiment déjà existant, — château, ferme, maison de campagne, hôpital cantonal plus ou moins déserté par les malades, — à construire même des baraquements, pour y installer les tuberculeux d'une région ; bref, à créer partout ce que le Dr Brunon appelle des « sanatoriums de fortune ».

Passons aux déductions pratiques.

C'est ce que je vais faire, et de deux façons. D'abord, en critiquant le projet du Dr Artaud, en montrant tout ce que sa réalisation soulève de difficultés, et, tranchons le mot, d'impossibilités ; ensuite, contre-partie naturelle, en lui opposant un autre projet.

Est-il besoin que j'insiste sur le côté absolument désintéressé de cette discussion, et sur le caractère de parfaite courtoisie que j'entends lui maintenir?

Je ne connais pas le Dr Artaud ; je ne l'ai jamais vu ; je n'ai même pas eu le plaisir, ce que je regrette vivement, d'entendre sa conférence à Soissons. Je n'ai en mains que sa brochure qui reproduit d'ailleurs sa conférence. Je n'en suis que plus à l'aise pour critiquer son projet en toute indépendance, et, inutile de le dire, avec une absolue bonne foi.

Voici ce projet avec son titre :

« Projet de sanatorium pour les poitrinaires nécessiteux du département de l'Aisne »

par le Dr ARTAUD

« Je désire, dit le Dr Artaud, créer *pour les poitrinaires nécessiteux* du département de l'Aisne, et dans leur département même, un sanatorium à prix modérés, sur le modèle de ceux de Suisse et d'Allemagne, afin de leur permettre de bénéficier du *traitement hygiénique de la tuberculose, le seul qui donne des résultats durables et qui préserve en même temps de la contagion.*

« Créé avec les ressources de la charité privée, le sanatorium appartiendra aux souscripteurs réunis en société, et sera administré par un conseil nommé par l'Assemblée générale.

« Il sollicitera la subvention de l'Etat, du département, des communes et des établissements hospitaliers.

« L'établissement coûtera 500,000 fr., (construction et installation comprises). Il comprendra 100 lits, dont 40 pour les phthisiques indigents. S'il est nécessaire, ce nombre de 40 lits pourra être porté à 60, sans augmentation notable de dépenses, en raison du cube d'air considérable des chambres où les malades seront hospitalisés.

« Le sanatorium ne recevra que des poitrinaires susceptibles de guérison, ou tout au moins d'amélioration dans un délai de 3 mois. — 400 à 480 malades pourront ainsi y être soignés chaque année.

« Les poitrinaires non justiciables du traitement hygiénique ne seront pas admis.

« Chaque malade s'engagera, en entrant au sanatorium, à y séjourner au moins trois mois. Si, ce temps écoulé, il veut continuer sa cure, il en aura le droit. mais en payant toujours le même prix de pension.

« Dans chaque chef-lieu d'arrondissement fonctionnera une Commission médicale de trois membres nommés par la société de médecine de l'arrondissement. Cette Commission examinera avec le plus grand soin les candidats au sanatorium, et proposera leur admission.

« Les malades, à leur sortie du sanatorium, seront soumis à un nouvel examen de cette Commission qui continuera à les suivre après leur rentrée dans leurs familles.

« A la tête du sanatorium sera placé un médecin-directeur qui, au point de vue des admissions et du service médical, sera le maître absolu. Il résidera dans l'établissement et y consacrera tout son temps à ses malades, à l'exclusion de toute autre clientèle.

« Il ne sera nommé qu'après avoir fait un stage d'au moins six mois dans un sanatorium, et après avoir acquis les connaissances bactériologiques nécessaires.

« Comme les poitrinaires curables et améliorables seront seuls reçus au sanatorium, on pourra leur demander quelques petits travaux peu fatigants.

« Par suite, le personnel pourra ainsi être réduit au strict nécessaire.

« Il comprendra ;

A	Un médecin-directeur ;
B	Un médecin-assistant ;
C	Un employé d'économat ;
D	Une sœur Supérieure ;
E	Une sœur cuisinière ;
F	Deux sœurs de pavillon ;
G	Trois infirmiers ;
H	Trois infirmières ;
I	Deux aides de cuisine ;
J	Deux lessiveuses ;
K	Une repasseuse ;
L	Un chauffeur ;
M	Un jardinier ;
N	Un cocher aide-jardinier.

« En tout 21 personnes.

« Les malades seront logés dans deux pavillons, séparés : les femmes d'un côté, les hommes de l'autre.

« Ils seront 50 par pavillon, ainsi répartis :

« Au rez-de-chaussée, dix malades de première classe avec chambre particulière.

« Au 1er étage, vingt malades de deuxième classe, dans des chambres à deux lits.

« Au 2e étage, vingt malades de troisième classe, dans des chambres à quatre lits.

« La nourriture et les soins médicaux seront les mêmes pour tous ; le logement seul justifiera les différences de prix de pension.

« Tant que les ressources du sanatorium ne permettront pas un traitement gratuit, les prix de pension seront strictement basés sur le prix de revient de la journée.

« En effet, chaque malade coûtera à l'établissement un minimum de 3 fr. 50 par jour, ce qui fera une dépense de 126.000 francs pour 360 jours.

« Cette dépense sera couverte par le système de pension suivant :

« Les malades de première classe paieront 6 francs par jour, soit 540 francs pour un traitement de trois mois.

« Les malades de deuxième classe paieront 4 fr. 50 par jour, soit 405 francs pour trois mois.

« Les malades de troisième classe paieront (ou plutôt, on paiera pour eux) 3 fr. par jour, soit 270 francs pour 3 mois.

« En admettant que les cent lits du sanatorium soient constamment occupés et que les pensions soient régulièrement payées, il y aura, à la fin de l'année, un excédent de recettes de 25.200 francs.

« Sur ces 25.200 francs, 7.200 sont prélevés pour l'entretien du bâtiment, du mobilier et pour les dépenses imprévues.

« Les 18.000 francs restants seront versés annuellement dans une *Caisse de secours* créée par le sanatorium, en vue de venir en aide aux familles indigentes des malades de troisième classe.

« L'existence de cette *Caisse de secours* permettra à ces malades de venir se faire soigner au sanatorium en temps utile, en leur enlevant tout souci relativement à l'entretien de leurs familles pendant la durée de leur hospitalisation.

« Telles sont, Messieurs, *ajoute le Dr Artaud*, les grandes lignes de mon projet.

« Si mon projet vous plaît, acceptez-le... »

Or, ce projet est-il de nature à *plaire ?* C'est ce que nous allons examiner.

Critique du projet de Sanatorium du Dr ARTAUD

Il n'est pas possible que, dès les premiers paragraphes, le lecteur ne se soit pas fait la réflexion suivante :

Mais le titre même de ce projet est inexact, *trompeur !* — Ce n'est pas du tout un sanatorium pour les poitrinaires nécessiteux du département de l'Aisne que le Dr Artaud veut fonder, mais bien une sorte de sanatorium *mixte*, où vivront côte à côte, et les tuberculeux vraiment nécessiteux, ceux dont « *on paiera* » le séjour, et d'autres tuberculeux appartenant à la classe moyenne de la société, petits cultivateurs, petits commerçants, et même petits rentiers, qui peuvent, eux, payer leur séjour à des conditions relativement modérées.

Chose étrange ! il semble même que l'auteur du projet se préoccupe plus de cette seconde catégorie de malades que de la première, puisque, d'emblée, il leur réserve 60 lits sur 100.

Eh bien! pourquoi ne pas le dire tout de suite? Cette combinaison ne me paraît pas heureuse, et à plusieurs points de vue sur lesquels je vais m'expliquer en toute franchise.

D'abord, est-ce bien le moyen d'attirer la clientèle payante, celle sur laquelle compte le Dr Artaud, non seulement pour équilibrer son budget annuel, mais même pour réaliser des bénéfices (!), que de lui promettre la vie côte à côte avec les nécessiteux, et de lui assurer que « la nourriture et les soins médicaux seront les mêmes pour tous ? »

C'est, de sa part, de la belle et large philanthropie si l'on veut, mais... un peu naïve.

On peut craindre que le petit commerçant, et, plus généralement, le pensionnaire qui paiera 6 francs par jour, ne se contente pas de l'ordinaire de l'ouvrier qui ne paiera que 3 francs.

A un autre point de vue, tous ceux qui ont quelque expérience des hommes savent que, dans notre société soi-disant égalitaire et démocratique, le sentiment des distinctions sociales est resté aussi vivace que possible ; que cette distinction, c'est à qui l'affirmera dans n'importe quelle circonstance de la vie ; et qu'en fin de compte, il pourra ne pas convenir, même au petit commerçant, même au petit cultivateur, même au plus petit rentier, de vivre pendant trois mois au contact de l'ouvrier qu'il aura peut-être employé à réparer sa maison, ou de l'indigent qui sera venu demander l'aumône à sa porte.

Ce n'est pas, qu'on le remarque bien, un sentiment que je veuille en aucune façon justifier ; je constate simplement son existence, et j'affirme que, dans l'espèce, et au point de vue de la réussite de l'œuvre, il y a lieu d'en tenir compte. On ne voudra pas entrer, on croira *déroger* en entrant dans le sanatorium des *indigents !*

Ce n'est pas tout.

Le Dr Artaud fait appel à la charité privée, à la générosité des Conseils généraux et des communes pour construire son sanatorium ; mais ne voit-il pas que si la charité privée ne demande pas mieux que de s'exercer au bénéfice des nécessiteux, des indigents, il n'en va pas de même vis-à-vis des autres, vis-à-vis de personnes à qui une aisance relative permet de quitter leurs affaires et de se faire soigner pendant 3 mois, à raison de 5 et 6 francs par jour ? Et n'est-ce pas créer de parti pris une véritable équivoque que de ranger ces personnes parmi les « nécessiteux ? »

Ce ne sont pas des nécessiteux, ce sont, suivant une expression familière, de *petites bourses*.

Est-ce que l'œuvre du Dr Artaud aurait pour objet et pour but de venir en aide aux *petites bourses*, en leur facilitant l'accès des sanatoria ? Alors, qu'il le dise franchement, mais qu'il ne nous annonce pas un « *projet de sanatorium pour les poitrinaires nécessiteux* », alors que, dans ce sanatorium, on commence par ne faire aux *vrais* nécessiteux, aux indigents, que la petite part, soit *deux lits sur cinq*.

Je ne fais d'ailleurs aucune difficulté d'avouer que les petits cultivateurs, les petits commerçants, les employés des Compagnies de Chemins de fer, etc... sont dignes d'intérêt ; mais je maintiens que l'obole de la charité, les subventions officielles doivent aller, en matière d'assistance, aux vrais nécessiteux, et uniquement à eux. Et puisque le Dr Artaud nous parle des employés des Compagnies de Chemins de fer, des employés des grandes Administrations de l'Etat, je me permettrai d'ajouter que ces Compagnies sont assez riches, que ces grandes Administrations sont assez largement dotées par le budget, pour construire elles-mêmes des sanatoria pour leurs employés.

Est-ce que les *Grands Magasins du Louvre* ne viennent pas de leur montrer l'exemple, en créant pour leur personnel le sanatorium de Tournan, à 1 heure de Paris, sur la ligne de Coulommiers ? Ils l'ont fait du reste dans les conditions les plus économiques, en rattachant, au point de vue médical, leur sanatorium à l'hospice Péreire de Tournan. *C'est le médecin de l'hospice qui assure le service du sanatorium.*

Donc :

Première constatation : Le sanatorium que nous propose le Dr Artaud, et pour lequel il sollicite un immense effort de la charité privée, sans compter les subventions officielles, ce sanatorium, dis-je, malgré son titre, *n'est pas un sanatorium pour les poitrinaires nécessiteux*, au sens qu'il faut donner et que tout le monde donne à ce mot.

C'est un sanatorium mixte ; c'est avant tout un sanatorium pour les petites bourses.

Quant aux indigents, aux vrais nécessiteux, ils occuperont les 2/5 des lits du sanatorium... *à condition qu'ils puissent verser, à leur entrée, les 270 francs qu'exigera leur séjour de 3 mois dans l'établissement !!!*

J'arrive ainsi et naturellement à examiner un second point du projet.

Les indigents pourront-ils payer leurs frais de séjour au sanatorium, soit 3 francs par jour pendant 3 mois ?

C'est ici qu'on peut affirmer que poser la question c'est la résoudre.

On peut répondre carrément : *Non.*

Et alors ? — Alors, répond le Dr Artaud, « *on paiera pour eux* ! »

Quelle réponse ! — « On paiera pour eux. » — Qui, *on ?* — Les communes ? les âmes charitables ? le conseil général, c'est-à-dire, le département ? l'Etat ?

Les communes ? — Mais tout le monde sait que le budget de la plupart d'entre elles est déjà lourdement grevé ; que la construction de chemins de fer d'intérêt local, d'écoles, — là aussi on a voulu faire grand, — a fait grossir pour beaucoup de ces communes, et dans des proportions inattendues, le nombre des centimes additionnels.

Dans ces conditions, quel est donc le maire qui

s'avisera de demander à son conseil municipal, quel est le conseil municipal qui acceptera la proposition de voter de but en blanc 270 à 300 francs pour procurer un repos de *trois mois*, non pas, qu'on le remarque bien, à un ouvrier alité, abattu par la maladie, mais à un homme dont la santé paraîtra *à peine* compromise, — et cela quand tant de misères plus criantes, plus aiguës, si je puis ainsi parler, sollicitent souvent son attention et son concours financier ?

Les âmes charitables ? — Je sais que le nombre en est grand ; mais je sais aussi que 300 francs... *c'est une somme*, même pour les personnes riches et charitables. D'ailleurs ces personnes ont souvent pas mal d'œuvres à soutenir, et sont obligées de faire à chacune sa part dans la fraction de leur budget qu'elles leur destinent.

Et puis, je le répète, pour elles comme pour le public, l'ouvrier, l'indigent qu'il s'agira d'envoyer au sanatorium, paraîtra *à peine* malade ; elles iront donc au plus pressé, c'est-à-dire, à la misère visible, *actuelle*.

Le *Conseil général* ? — Mais le budget départemental lui-même n'est pas inépuisable. Or, sait-on que pour permettre aux indigents d'occuper les 40 ou 60 lits du sanatorium, il faudrait, en chiffres ronds, une subvention de 45 à 65.000 francs par an ?

L'Etat ? — Mais qui donc oserait, au moment même où s'ouvre pour lui l'ère du déficit et des embarras financiers, solliciter une subvention qu'il faudrait peut-être à un moment donné multiplier par le nombre de départements ?

Et que le Dr Artaud ne vienne pas nous dire que, si la chose se fait en Allemagne, elle peut aussi bien se faire en France.

Lui-même s'est chargé de réduire à néant cet argu-
ment, en nous disant qu'il existe, en Allemagne,
une loi obligeant l'ouvrier à contracter une assu-
rance contre la maladie, et qu'en cas de maladie,
c'est la Compagnie d'assurances qui paie les frais
d'hospitalisation.

En est-il de même en France? — Non. — En
France, l'ouvrier n'est assuré que contre les accidents.
Le jour où il serait assuré contre la maladie, et ce
jour n'est peut-être pas éloigné, on verrait et pour la
même raison, les sanatoria surgir de notre sol.

En attendant, la France qui a pu être assez riche
autrefois « pour payer sa gloire », ne l'est pas ou ne
l'est plus assez pour faire soigner dans des palais
ses légions de tuberculeux.

En vérité, le Dr Artaud, qui doit être convaincu de la
force de ces arguments, aurait mieux fait de nous dire :

Quand, dans le département de l'Aisne, la charité privée, aidée des subventions officielles, aura
trouvé 500.000 francs, *ou plus*, pour construire un
sanatorium, elle s'efforcera de trouver encore, chaque
année de 45 à 65.000 francs, pour permettre aux
indigents de s'y faire soigner; et cela, jusqu'à une
époque où le traitement de ces indigents pourra
être gratuit, c'est-à-dire, jusqu'au moment où le sanatorium aura été doté d'une somme s'élevant (capi-
talisée à 3 0/0) de 1.500.000 à *deux millions* de francs
et plus !

Peut-on dire qu'un projet qui comporte de tels
aléas soit pratique?

Notez bien que, le sanatorium construit, on l'inau-
gurera, on l'ouvrira ; on y verra même, on peut en
être sûr, le personnel médical et infirmier fonctionner
au grand complet.

Comme il n'y aura pas de capital à amortir, j'ajouterai même que, grâce aux 60 lits payants, l'établissement, *si toutefois les petites bourses veulent y venir*, pourra vivre et prospérer ; mais il existera, mais il prospèrera au bénéfice d'une classe sociale à laquelle, dans l'opinion de tous, et d'après son enseigne, il n'était pas primitivement destiné.

Ce sera pour cette classe, à supposer qu'elle le fréquente, le *petit sanatorium pas cher*, analogue au *petit trou pas cher* de nos plages maritimes.

On y rencontrera de petits commerçants, de petits cultivateurs, de petits rentiers ; mais des indigents, mais de vrais nécessiteux.... point, parce que ce petit sanatorium *pas cher* sera encore *beaucoup trop cher* pour eux.

Est-ce cela qu'on veut ? Est-ce pour en arriver là qu'on demande notre concours « moral et financier? »

Donc :

Deuxième constatation qui ressort de tout ce qui vient d'être dit :

LE SANATORIUM DU Dr ARTAUD, CE SANATORIUM QU'ON VEUT CONSTRUIRE « POUR LES POITRINAIRES NÉCESSITEUX » SERA, EN FAIT, INACCESSIBLE AUX **vrais nécessiteux**, PARCE QUE CEUX-CI NE POURRONT PAS PAYER LES FRAIS DE LEUR HOSPITALISATION.

Poursuivons l'examen du projet.

Je suppose que les indigents occupent au sanatorium projeté les lits qui leur seront réservés, a-t-on réfléchi au nombre dérisoire de lits que ce chiffre représente pour une population comme celle du département de l'Aisne ?

Voyons ; le Dr Artaud nous affirme lui-même qu'il y a en France 450,000 poitrinaires, ce qui ferait en moyenne, (et notez que l'Aisne est un grand département), 5,200 poitrinaires par département.

La tuberculose frappant surtout les milieux ouvriers et pauvres, mon confrère m'accordera facilement que, même en défalquant de ce chiffre, d'abord les tuberculeux riches, puis les *petites bourses*, et enfin les tuberculeux dont les lésions sont trop avancées pour laisser espérer une amélioration, il restera bien au moins, dans le département, 1,500 à 2,000 candidats au sanatorium, section des indigents.

40 lits, susceptibles d'être augmentés de 1/3, *pour 1,500 à 2,000 poitrinaires !*

A supposer même que chaque tuberculeux ne passe que trois mois au sanatorium *et n'y revienne plus*, ne voit-on pas que ce chiffre est déplorablement insuffisant ?

Autre question, et que certes, on ne peut qualifier d'oiseuse ou d'indiscrète.

Sur quelle base répartira-t-on ces 40 lits ?

N'est-ce pas là un point capital, et sur lequel il conviendrait, dès l'abord, d'être fixé ?

En effet, plusieurs modes de répartition peuvent être envisagés.

On peut répartir les lits *par fractions égales* entre les 5 arrondissements.

Vu l'inégale importance de ceux-ci, ce mode serait certainement écarté.

On peut aussi faire une répartition *proportionnelle*, soit à la *population* de chaque arrondissement, soit *aux sommes souscrites* par chaque arrondissement, soit enfin *au contingent de tuberculeux* présenté par chacun d'eux.

A quel mode de répartition s'est arrêté le Dr Artaud
dans son projet? — Il n'en dit mot ; pourtant, je le
répète, la question est capitale.

De fait, ce ne serait probablement pas l'arrondis-
ment le plus populeux qui fournirait le plus de candidats au sanatorium.

Ainsi, l'arrondissement de Laon qui compte environ 160.000 âmes, en fournirait certainement moins
que celui de Saint-Quentin qui en compte 145.000,
pour cette bonne raison que Saint-Quentin, grande
ville industrielle et surpeuplée, paiera toujours un
tribut exceptionnel à la tuberculose.

Mais, et j'appelle sur ce point toute l'attention du
lecteur, quel que soit le mode de répartition adopté,
on peut tenir pour certain que les arrondissements
de Soissons et de Château-Thierry, dont les chiffres
de population additionnés n'atteignent ni celui de
l'arrondissement de Laon, ni celui de l'arrondissement de St-Quentin, et ne dépassent que de 1/6 celui
de l'arrondissement de Vervins, on peut être certain,
dis-je, que ces deux arrondissements pris ensemble
ne compteront que pour *une unité* dans la répartition
des lits, de telle sorte que, si chacun des autres
arrondissements se voit attribuer dix lits, *Soissons
n'en aura que cinq*, et *Château-Thierry cinq !*

Est-ce donc pour avoir droit à 5 lits d'indigents
(7 au plus) *dans un sanatorium*, LITS DONT IL FAU-
DRA, PAR SURCROIT, PAYER L'OCCUPATION EFFECTIVE
PAR LES MALADES, *soit plus de mille francs par an
et par lit*, est-ce pour cela, dis-je, que l'arrondissement de Soissons va faire appel à toutes les forces
vives de sa charité ?

J'arrête ici mon examen critique du projet de sanatorium du Dr Artaud.

Je n'ai pas voulu m'arrêter aux questions de détail;

rechercher si les différentes évaluations faites par mon confrère sont exactes ; si le devis qui lui a été soumis — les devis d'architectes ! — est définitif. Je ne veux même pas m'attarder à critiquer cette idée d'affecter à un établissement qui comptera *au maximum* 100 pensionnaires, *deux médecins. — Deux médecins !* alors qu'il est entendu que ces médecins s'occuperont de leurs pensionnaires à l'exclusion de toute autre clientèle ! *Deux médecins !* alors que ces pensionnaires mêmes n'ont besoin que d'une surveillance médicale !

Et dire que le traitement annuel d'un seul de ces médecins représentera peut-être le coût par an de 10 lits d'indigents !

En vérité, ne semblera-t-il point à tout homme sensé, que c'est gaspiller par avance, et comme à plaisir, les fonds amassés à grand'peine par la charité, le bien des pauvres ?

Je conclus ; et résumant toute cette discussion en quelques mots, je réponds au Dr Artaud :

Non, mon cher confrère, votre projet de sanatorium ne me *plaît* pas, et pour les raisons suivantes :

1° *Parce que son enseigne est un trompe l'œil.*

En réalité, ce n'est point un sanatorium pour les poitrinaires nécessiteux que vous voulez créer, mais bien un sanatorium *payant, et exclusivement payant,* à des prix variant de 6 fr. à 3 fr. par jour.

2° Parce que, dans ces conditions, votre sanatorium sera accessible à tous,... *sauf aux nécessiteux.*

3° Parce que, à supposer même que les lits réservés à ces derniers puissent être occupés par eux, le nombre en est *tout-à-fait insuffisant.*

Je ne puis donc adopter le projet que vous nous soumettez.

Et tenez, voulez-vous me permettre de vous suggérer une modification à ce projet ?

La voici.

L'arrondissement de St-Quentin forme, dans le département de l'Aisne, une région à part, ayant, grâce à son industrie, à ses manufactures, à des habitudes d'alcoolisme qui semblent plus particulièrement l'apanage de la vie industrielle, un tempérament, et, si je puis ainsi parler, un *régime morbide* spécial.

Que ne vous décidez-vous à limiter au seul arrondissement de St-Quentin, de beaucoup le plus éprouvé par la tuberculose, l'expérience que vous voulez tenter ?

Dans cette ville, comme dans la plupart des villes industrielles, la grande richesse coudoie l'extrême misère, et je suis sûr que votre appel trouverait parmi vos concitoyens fortunés un généreux écho. Les candidats au sanatorium, ne vous manqueraient du reste pas, puisque, de votre propre aveu, la seule ville de St-Quentin compte *300 tuberculeux* qui « sèment sans cesse la contagion autour d'eux, attendant leur tour de mourir. »

Croyez-moi ; il faut, aussi bien en matière de bienfaisance qu'en matière politique, se méfier de la mégalomanie ; et puisqu'il s'agit, en somme, d'une expérience à faire, je suis d'avis qu'il vaudrait mieux la faire *en petit*, j'allais dire, *chez vous*.

Douteriez-vous du succès ?

Mais je vous rappellerai l'exemple, que vous citez vous même, du canton suisse de Glarus qui compte à peine (ville comprise) 35.000 habitants, et qui a construit pour ses phthisiques, à Braunwald, un sanatorium qui a coûté près de 200.000 francs, chiffre, dites-vous, recueilli dans la ville et le canton, uniquement par souscriptions privées.

Que nous prouve cet exemple? d'abord, qu'en Suisse on est généreux, cela va de soi ; mais aussi, mais surtout, qu'une œuvre de bienfaisance gagne à être limitée, *régionalisée*, si je puis me permettre ce néologisme.

Les habitants du petit canton de Glarus, dont la surface est très inférieure à celle que couvre l'arrondissement de St-Quentin, se seraient-ils montrés aussi généreux, s'il s'était agi pour eux de souscrire en vue de la construction d'un sanatorium à Berne ou à Zurich ?

Je suis fort porté à croire que non.

Nous sommes ainsi faits que nous nous intéressons d'une façon beaucoup plus active, beaucoup plus effective, à la misère qui s'étale sous nos yeux, près de nous, qu'à toute autre.

Pour une œuvre St-Quentinoise, d'un caractère bien défini, telle que la *construction d'un sanatorium pour les ouvriers tuberculeux*, les St-Quentinois vous apporteraient le maximum de leur concours moral et financier; et puisque leur région est des plus éprouvées par la tuberculose, on peut espérer qu'ils se montreraient aussi généreux que les habitants de Glarus.

Quant à vouloir faire plus et plus grand, quant à vouloir solidariser, dans un effort commun, les régions si différentes qui composent le département de l'Aisne, et cela, en vue de la réalisation du projet hybride que vous nous avez soumis, j'estime que c'est nous faire courir, pour un résultat problématique, et en tout cas très-mince, la plus grosse des aventures financières, et qu'il est du devoir de chacun de crier : *Casse-cou !*

Après avoir combattu, et par des arguments dont je laisse à chacun le soin d'apprécier la valeur, le projet de sanatorium du Dr Artaud, il me reste, pour être fidèle à mon programme et répondre à l'attente du lecteur, à lui opposer un autre projet.

Ce projet, est-il besoin de le dire, s'inspire lui aussi de cette idée, sur laquelle d'ailleurs l'accord unanime est fait dans le corps médical, qu'*il faut soigner les indigents, au début de leur tuberculose, dans des établissements fermés*, qu'on les appelle, comme Grancher, « maisons de prophylaxie », ou bien sanatoria.

Ce qu'il écarte délibérément, et pour des raisons majeures, c'est le sanatorium luxueux, c'est, si je puis créer cette expression : *le palais sanatorial*.

Ceci posé, et m'inspirant des idées que les Drs Lemoine et Brunon ont si magistralement développées devant l'Académie de médecine, voici quel serait mon projet.

Projet de sanatorium pour les poitrinaires nécessiteux
de l'arrondissement de Soissons

Je désire voir créer pour les poitrinaires nécessiteux de *l'arrondissement de Soissons*, et *dans leur arrondissement même*, un sanatorium *gratuit*, afin de leur permettre de bénéficier du traitement hygiénique de la tuberculose, le seul qui donne des résultats durables.

Les tuberculeux nécessiteux tombant tôt ou tard à la charge de l'Assistance publique dont ils grèvent lourdement le budget, il est tout indiqué, tout naturel, que cette création soit, en grande partie du moins, l'œuvre de l'Assistance publique elle-même.

Aussi, dans l'arrondissement de Soissons, la *Commission administrative des Hospices aurait-elle à prendre l'initiative de cette création.*

Vu le nombre des tuberculeux indigents, et *pour économi-*
ser le plus possible le bien des pauvres, la Commission uti-
lisera après avoir fait choix d'un site riant et salubre, voisin
autant que possible d'une ligne de chemin de fer et du chef-
lieu de l'arrondissement, soit des bâtiments déjà existants,
— château, ferme, maison de campagne, — soit, après en-
tente préalable avec qui de droit, un hôpital cantonal, qu'on
approprierait à sa nouvelle destination.

A défaut de bâtiments existants, elle fera construire des
pavillons où le confort s'alliera à une extrême simplicité.

Ces pavillons, d'où seront bannis tout luxe et toute fiori-
ture architecturale, n'auront pas d'étage. Ils seront au
moins au nombre de deux, pour assurer la séparation des
sexes, et ne comprendront, au début du moins, que 20 à 25
lits.

On ne recevra dans ces pavillons, et pour une période
indéterminée, mais qui ne devra pas généralement dépasser
trois mois, que les tuberculeux indigents jugés curables,
ou tout au moins, susceptibles d'amélioration.

Avant d'y entrer, ils auront à subir l'examen d'une commission composée de trois médecins, laquelle siègera, à dates
fixes et connues d'avance, à l'Hôtel-Dieu de Soissons.

Cette Commission devra compter parmi ses membres au
moins un des deux médecins qui font partie de la Commission administrative des Hospices.

Le médecin qui aura donné ses soins à un tuberculeux
candidat au sanatorium, fera, de droit, partie de la Commission, mais avec voix *consultative* seulement.

Quant au personnel, il sera aussi réduit que possible, et
ne se composera, au début du moins, que d'une sœur supérieure, d'une sœur cuisinière, d'un surveillant général et
d'un infirmier-jardinier.

C'est dire *qu'il n'y aura pas de médecin attaché exclusive-*
ment à l'établissement et y demeurant.

Celui-ci recevra tous les jours, ou tous les deux jours, la
visite du médecin ou d'un des médecins de la localité, (chef-
lieu d'arrondissement ou chef-lieu de canton), dans le voisinage de laquelle se trouvera le sanatorium.

Telles sont les grandes lignes de mon projet.

On aura vu que je n'ai donné aucun chiffre. C'est qu'en effet, une estimation, même approximative, des frais qu'entraînerait la création du sanatorium modeste que je préconise, me paraît assez malaisée.

Se déciderait-on à construire, ou, ce qui vaudrait peut-être mieux, vu l'état de dépréciation des immeubles, ferait-on l'acquisition de bâtiments existants ?

On comprend que, suivant la décision prise, la somme à dépenser pourrait varier dans des limites assez étendues. Toutefois, je ne crois pas trop m'avancer, en affirmant que, quelle que soit la solution adoptée, et dans les conditions modestes où je me suis placé, les frais d'installation n'atteindraient pas cent mille francs.

Ah! sans doute, ce n'est plus là le sanatorium idéal rêvé par d'autres, avec son médecin-directeur et son *médecin-adjoint*, sa salle de douches et ses galeries vitrées ; le sanatorium qu'un ministre vient inaugurer en grande pompe et à grand orchestre, les mains pleines de croix et de palmes ; le sanatorium-type où triomphent à la fois le médecin et l'architecte ! Mais ce serait déjà un immense progrès réalisé sur la situation actuelle ; et, en fin de compte, nos tuberculeux trouveraient là ce qu'ils demandent avant tout, ce dont ils ont un besoin pressant : de *l'air*, *du repos* et des *aliments !*

Des aliments ! — N'oublions pas que le tuberculeux, s'il a besoin d'air, a peut-être plus besoin encore d'une forte alimentation, de *suralimentation.*

Eh bien ! **ce qu'on aura économisé sur le moëllon, on le rendra aux tuberculeux en beefsteaks,** et cela vaudra mieux pour eux.

En somme, que pourrait-on reprocher à ce projet ?

De ne pas nous donner le sanatorium le plus parfait? — Mais je viens de répondre à ce reproche. J'y

répondrai encore par ce proverbe, qu'en pratique :
« *Le mieux, c'est l'ennemi du bien* » ; que le *bien*
immédiatement réalisable doit être préféré au *mieux*
irréalisable ; et qu'enfin, nos tuberculeux trouvant
dans le sanatorium projeté les éléments *essentiels* de
leur cure, feront celle-ci dans des conditions très
satisfaisantes, sous le contrôle actif et régulier d'un
médecin dévoué à sa tâche, sous la surveillance incessante d'un personnel consciencieux et tenant la main
à l'exécution des prescriptions hygiéniques.

D'ailleurs, ce serait à l'avenir, au temps « qui ne
respecte pas ce qu'on fait sans lui », de perfectionner
cette œuvre naissante, de la développer au fur et à
mesure des dons et des legs qui ne manqueraient
pas de lui venir de toutes parts, et de la muer pro-
gressivement en ce sanatorium idéal rêvé par le
Dr Artaud... *et par nous tous.*

Qu'on ne l'oublie pas ; les institutions et les
œuvres, à l'instar des organismes vivants, sont soumis à une sorte *de loi de croissance.*

Les sanatoria allemands eux-mêmes, sur lesquels
le Dr Artaud veut qu'on se modèle, n'ont pas été
construits tout d'une pièce.

« Celui qu'installa Dettweiler à Falkenstein n'était
au début, nous dit Brunon, qu'un « sanatorium de
fortune », c'est-à-dire, un sanatorium improvisé,
établi dans une villa, sans aménagements spéciaux,
et ne contenant que 26 lits. En 1895, un grand établissement l'a remplacé.

« Dans un consciencieux travail (1), M. Beaulavon
fait remarquer que toutes les œuvres de bienfaisance
allemandes se sont distinguées par la sagesse de leur
organisation... *Elles n'avançaient que pas à pas,
suivant leurs ressources.*

« Sans jamais cesser de venir au secours des ma-

---

(1) *Revue de la Tuberculose,* 1897, p. 20.

lades, elles *savaient attendre le moment propice où le don généreux allait arriver* » (1).

Reprocherait-on à mon projet, même dans les conditions modestes où il se présente, d'être encore *trop coûteux* pour l'Assistance publique, pour l'Administration des Hospices de Soissons?

Sans doute, il faut de l'argent pour tout. Mais qu'on veuille bien réfléchir que cette Adminstration dispose d'un revenu annuel qui atteint près de *trois cent mille francs !*

A qui fera-t-on croire que l'utilisation judicieuse de cet énorme revenu ne permettrait pas de créer le modeste sanatorium dont je parle, et dont la création, qu'on le remarque bien, devient une nécessité urgente?

D'autant qu'il est impossible que la Commission administrative des hospices, qui compte parmi ses membres deux praticiens éminents rompus à la pratique nosocomiale et aux questions hospitalières, ne se fasse pas le raisonnement suivant :

Voyons ! les tuberculeux constituent une très notable fraction de notre clientèle d'hôpital. Quand ils nous arrivent, il n'y a généralement plus rien à faire pour eux.

Ne serait-il pas beaucoup plus raisonnable, beaucoup plus humain, *beaucoup plus économique*, de les soigner *à temps*, c'est-à-dire, au début de leur affection, quand ils peuvent encore guérir, que d'attendre l'époque où, par le progrès fatal de leurs lésions, ils viendront encombrer nos salles pour une période indéterminée et souvent très longue ?

(1) BRUNON. — *Les sanatoria de fortune à l'étranger* — *in* Bulletin médical, n° 64. — 1901.

Il est impossible, dis-je, qu'avec cette idée directrice, la Commission des Hospices trouve trop grands les sacrifices qu'elle pourra être amenée à faire.

Quelque modeste que soit le nombre des lits qu'elle pourra créer, ce nombre dépassera bien certainement les *cinq lits* qui seront réservés à l'arrondissement de Soissons,... *tout là-bas, sur la lisière de la forêt de St-Gobain !*

Et puis, en déclarant dans mon projet que la création d'un « sanatorium de fortune » pour les tuberculeux indigents me paraissait incomber, *en grande partie*, à l'Assistance publique, n'ai-je pas donné à entendre qu'on pouvait escompter pour cette œuvre le concours de la charité privée ? Et si les Soissonnais sont prêts à un magnifique élan de générosité en faveur d'une œuvre *départementale*, n'est-il pas permis d'espérer que, pour une œuvre *soissonnaise* d'un caractère identique, cet élan s'accentuerait encore ?

Ne pourrait-on pas compter, par exemple, sur le concours actif des Sociétés de secours mutuels qui, *collectivement* tout au moins, pourraient entretenir un lit ou plus au sanatorium, au bénéfice de leurs sociétaires ?

Je n'ai pas mentionné diverses associations charitables, Dames de St-Vincent de Paul, confréries, qui à Soissons, secourent les malades à domicile, et seraient sans doute heureuses d'entretenir aussi un lit au sanatorium, à condition d'en faire bénéficier leurs malades tuberculeux.

Vraiment, et pour toutes les raisons que je viens d'énumérer, mon projet n'apparaît-il pas aux yeux de tous comme très réalisable ?

Il a, sur celui du Dʳ Artaud, les avantages suivants : d'être pratique, de permettre l'hos-

PITALISATION D'UN NOMBRE BEAUCOUP PLUS GRAND
DE TUBERCULEUX, ET ENFIN, DE PLACER **dans le
Soissonnais même**, A LA PORTÉE DE TOUS, SOUS
LE CONTRÔLE DU CORPS MÉDICAL DE LA RÉGION ET
DU PUBLIC SOUSCRIPTEUR, L'ÉTABLISSEMENT QU'IL
S'AGIT DE FONDER.

Ce dernier avantage, à lui seul, est-il donc de si
minime importance ?

A-t-on réfléchi aux difficultés de déplacement, aux
sacrifices pécuniaires qu'entraînerait pour les tuberculeux indigents de notre région et les membres de
leurs familles qui voudraient les visiter, la situation
excentrique du sanatorium projeté par le Dr Artaud ?

Qu'on soit bien convaincu, d'autre part, qu'en
matière d'assistance médicale comme en matière administrative, la *décentralisation* est un desideratum
qu'il faut chercher à réaliser.

Il y a plus d'avantage à « *centrifuger* » los tuberculeux, comme dit Letulle, qu'à les réunir sur un
même point.

Le moment est d'ailleurs propice pour *innover*.

Tout le monde sait que la construction d'un nouvel Hôtel-Dieu, à Soissons, est chose depuis longtemps décidée.

Eh bien ! que dans le devis, on fasse *la part* des
tuberculeux, dans le sens que j'ai indiqué. Qu'on
prélève sur la somme énorme que coûtera cette bâtisse, — dût-on pour cela la faire moins luxueuse
et moins monumentale, — de quoi élever à la campagne, à 2 ou 3 kilomètres de Soissons, et dans un
de ces jolis sites ensoleillés qui ne manquent pas
dans notre Soissonnais, la construction modeste
dont j'ai parlé.

Ce serait, en fait, une *annexe de l'Hôtel-Dieu*, où
l'on soignerait nos tuberculeux indigents au début de
leur affection.

Quant aux autres tuberculeux dont les lésions

seraient incurables, on pourrait les garder à l'Hôtel-Dieu même, ou mieux encore à l'Hôpital, mais dans un pavillon séparé du reste de l'immeuble.

Pour mener à bien la création du « sanatorium de fortune » que je préconise, la Commission administrative des Hospices se mettrait en rapport avec le Comité soissonnais, tel qu'il s'est constitué à la suite de la conférence du Dr Artaud.

Le rôle du Comité serait modifié en ceci, qu'il *dériverait* dorénavant vers la Caisse des Hospices le produit des souscriptions qu'il s'apprêtait à recueillir pour le sanatorium *départemental*.

Quant à mon confrère Saint-Quentinois, serait-il fondé à se plaindre de cette défection, de cette *dérobade* du Comité Soissonnais ?

Mon Dieu ! j'imagine que les personnalités qui sont allées entendre, à Soissons, la conférence du Dr Artaud, ont voulu montrer, avant tout, et qui se sont depuis constituées en Comité, qu'elles subissaient la séduction d'une idée généreuse, et que le moment leur paraissait venu, en effet, de faire *quelque chose* pour les tuberculeux indigents ; mais qu'elles n'ont pas pu, qu'elles n'auront pas voulu, de ce seul fait, s'interdire à elles-mêmes le droit d'examiner ultérieurement, à tête reposée et à fond, le projet même de mon distingué et généreux confrère.

Quant à lui, et bien que je ne le connaisse pas, j'aime à lui croire l'esprit et le cœur assez hauts pour ne point vouloir rapetisser et transformer en une mesquine question de personne l'idée généreuse qu'il a conçue. Et si le Comité soissonnais, après une discussion sérieuse de son projet, *discussion qui jusqu'à présent n'a pas eu lieu*, estimait que ce projet est irréalisable, je suis certain qu'il ne lui en voudrait pas de s'orienter dans une autre direction.

Je vais plus loin. Son projet même dût-il être abandonné par lui, si les autres arrondissements suivaient notre exemple, n'aurait-il pas toujours l'immense mérite d'avoir suscité, dans le département de l'Aisne, un mouvement puissant en faveur du traitement rationnel des tuberculeux indigents ?

Il y aurait là, ce me semble, de quoi le dédommager largement, à ses yeux et aux yeux de tous, de l'avortement de son projet.

Et puis, il pourrait toujours chercher à réaliser l'idée que je lui ai suggérée déjà, et provoquer la création du sanatorium de son choix dans l'arrondissement même de St-Quentin.

J'arrête ici cette discussion, au cours de laquelle je ne crois pas m'être départi un seul instant du ton de courtoisie qui devrait toujours régner entre gens animés du même désir de faire le bien.

Je crois avoir démontré :

1º Que *le projet de sanatorium du Dr Artaud,* quelque parfait qu'il soit au point de vue médical ou médico-hygiénique, *est irréalisable,* pour des raisons d'ordre financier.

2º Que *le projet de « sanatorium de fortune »* que je lui substitue, moins parfait sans doute à ce point de vue, mais n'en constituant pas moins un immense progrès sur la situation actuelle, *est réalisable.*

Au lecteur impartial de tirer la conclusion.

Quoi qu'il advienne, je pose, dès aujourd'hui, les conclusions suivantes :

CONCLUSIONS

Iᵉ *Le problème du traitement des tuberculeux indigents comportant* **deux solutions**, *à savoir : la création, à grands frais, de sanatoria à la mode allemande, ou celle de « sanatoria de fortune », dans le sens indiqué par les Dʳˢ Brunon et Lemoine, je demande à mon distingué confrère, président du Comité soissonnais, de vouloir bien proposer à l'examen de celui-ci l'une et l'autre solution.*

IIᵉ *Pour plus de méthode, — le traitement des tuberculeux étant, en somme, une question d'ordre médical, — je demande encore à M. le Président du Comité, qui est aussi le Président de l'*Association des médecins de l'arrondissement de Soissons, *de vouloir bien, au préalable, convoquer ceux-ci en assemblée extraordinaire où seraient discutées à fond les deux solutions précédemment indiquées.*

La conclusion de cette discussion serait transmise aux autres membres du Comité soissonnais, à qui elle servirait d'indication, et qui pourraient ainsi se prononcer en connaissance de cause.

J'estime, et ce sera probablement l'avis de tous les membres du Comité, que cette façon de procéder est la seule logique, la seule rationnelle, la seule par conséquent qu'il convienne d'adopter.

Aussi, j'espère que M. le Président du Comité, loin d'opposer à la double demande que j'ai l'honneur de lui adresser quelque vague déclinatoire qui équivaudrait, en fait, à une fin de non-recevoir, l'accueillera

au contraire avec empressement, estimant lui aussi,
que dans une question aussi neuve, aussi hérissée
de difficultés que celle de la création de sanatoria populaires en France, on ne saurait trop provoquer la
discussion contradictoire, le choc des idées d'où
jaillit quelquefois la lumière.

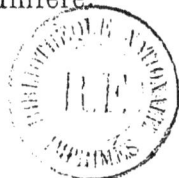

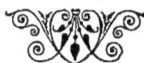

www.ingramcontent.com/pod-product-compliance
Lightning Source LLC
Chambersburg PA
CBHW070816210326
41520CB00011B/1972